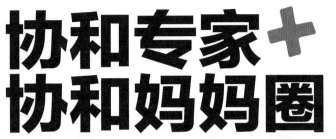
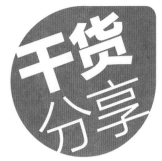

协和专家+协和妈妈圈 育儿

干货分享

王丹华 编著

北京协和医院儿科主任医师，教授，博士生导师

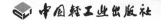

中国轻工业出版社

图书在版编目（CIP）数据

协和专家＋协和妈妈圈干货分享·育儿／王丹华编著．
—北京：中国轻工业出版社，2020.5
ISBN 978-7-5184-1580-9

Ⅰ．①协…　Ⅱ．①王…　Ⅲ．①婴幼儿—哺育—基本
知识　Ⅳ．① R715.3 ② TS976.31

中国版本图书馆 CIP 数据核字（2017）第 206788 号

责任编辑：付　佳
策划编辑：翟　燕　付　佳　　　　责任终审：劳国强　　责任监印：张京华
整体装帧：杨　丹　　　　　　　　责任校对：李　靖　　全案制作：悦然文化

出版发行：中国轻工业出版社（北京东长安街 6 号，邮编：100740）
印　　刷：北京博海升彩色印刷有限公司
经　　销：各地新华书店
版　　次：2020 年 5 月第 1 版第 5 次印刷
开　　本：720×1000　1/16　印张：14
字　　数：250 千字
书　　号：ISBN 978-7-5184-1580-9　定价：39.80 元
邮购电话：010-65241695
发行电话：010-85119835　传真：85113293
网　　址：http://www.chlip.com.cn
Email：club@chlip.com.cn
如发现图书残缺请与我社邮购联系调换
200479S3C105ZBW

作为医生，我整天都要面对各种各样的患儿家长。我经常在门诊看到一些新手妈妈们给宝宝的第一口奶是奶粉；第一口辅食是鸡蛋黄；1 岁不到就断母乳，奶粉也不加了；一发烧就要求输液……有些似是而非的观念、网络上铺天盖地的信息，让新手爸妈无从分辨。

作为妈妈，我更深地体会到了为人父母的不易。孩子但凡有一丁点的不适，父母就会感到万分自责。要想照顾好宝宝，父母需要学习的东西太多了。只有掌握了宝宝的喂养、护理、保健、疾病处理等方面的知识，才能从容面对育儿过程中的各种小磕绊，呵护宝宝健康成长。

所以，我特别希望能将自己掌握的儿科知识和育儿常识分享给大家，还请来了三位妈妈，她们照顾宝宝的经验也都是历经实践打磨出来的小智慧，让不懂医学知识的家长也能护理好宝宝，并在宝宝急需帮助的时候，给他最好的支持、最正确的救护。

希望新手爸妈看了这本书，能用正确的观念和方法去喂养和护理宝宝，让每个宝宝都健康快乐地长大。

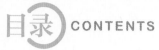

目录 CONTENTS

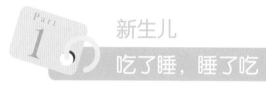

看宝宝一天天长大

Part 1

新生儿

吃了睡，睡了吃

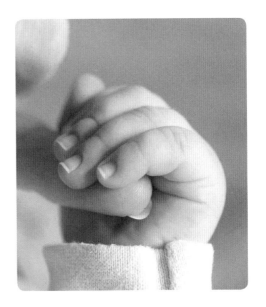

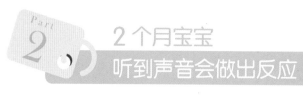

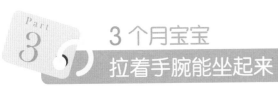

Part 3

3个月宝宝
拉着手腕能坐起来

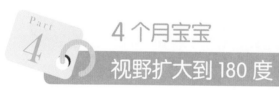

Part 4

4个月宝宝

视野扩大到180度

一定要重点看

Part
5

5个月宝宝

能区分熟人和陌生人了

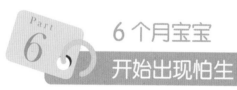

Part 6
6个月宝宝
开始出现怕生

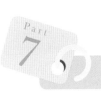

7~9 个月宝宝

喜欢啃咬东西，学会爬着走了

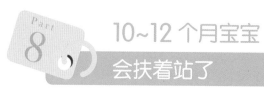

10~12 个月宝宝
会扶着站了

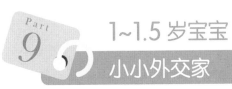

Part 9

1~1.5 岁宝宝

小小外交家

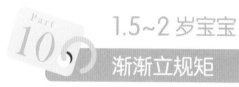

1.5~2 岁宝宝

渐渐立规矩

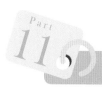

2~3 岁宝宝

准备入园了

注：本书中宝宝的身高、体重指标参考世界卫生组织2006年发布的儿童生长标准；头围指标参考卫计委（原卫生部）于2009年颁布的《中国7岁以下儿童生长发育参照标准》；从宝宝7个月开始，是按照几个月为时间段来划分，以较晚时间节点为标准，如7~9个月的身高选取的是9个月的身高数值，其他时间段可参考221~222页的生长发育曲线。

协和儿科医生和协和妈妈
闪亮登场

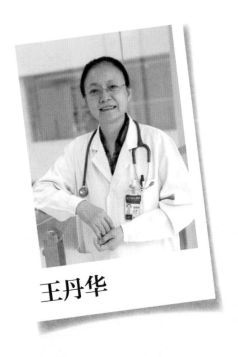

王丹华

身份介绍

北京协和医院儿科医生 + 妈妈

既是儿科医生，也是妈妈；既有丰富的儿科临床经验，也有对国际儿科医疗先进知识技能不断学习的动力。

我在门诊中碰到过这些事情：有的妈妈抱着发热的孩子上来就要输液；有的宝宝已经做X光，看到肺部有些微感染了，爸妈还在纠结抗生素的弊端；有的爷爷振振有词，"一发热就应该吃退烧药，剂量要大一点，先下重药把病拿下，再慢慢调"……因为家长的护理不当导致宝宝遭罪的不在少数。为此，我参与到这本书的创作中，希望新手爸妈用正确的喂养和护理方法，避开误区，让每个宝宝都健康快乐地长大。

本书特别邀请协和妈妈圈红人：以过来人的身份分享育儿经验

参与理由

小儿难养，养育的道路上会有各种疑虑、困惑和纠结，但是看到宝宝一天天长大，这种幸福感是任何事情都无法比拟的。新手爸妈正在遇到和即将遇到的问题，我们都经历过，最有发言权。在这里，我们将所经历过的"大事小事"无私奉献出来，希望对新手爸妈有所帮助。

公共营养师，高龄二孩妈妈，70 后

常听人说，"大宝照书养，二宝当猪养"，现在想想养育俩宝的过程，还真有点像那么回事。生大宝时比较年轻，头一次当妈，没有育儿经验，什么都不敢马虎，生怕一时做错影响大宝的成长，凡事都要查书、咨询别人。现在，又有了二宝宝石，经验和阅历都已经有了，养宝石就比较放松，心态也比较平和了，完全一副过来人的姿态来养孩子。

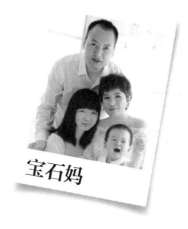

宝石妈

美术编辑，80 后

我的大宝和二宝相错 2 岁，累是在所难免的，但每到晚上看着他们熟睡的脸，觉得一切都值得！俩宝年龄间隔小，我和旭旭爸爸都上班，我家的育儿是爸爸妈妈爷爷奶奶齐上阵。在养育俩宝的路上一直顺其自然，既汲取爷爷奶奶辈的育儿经验，又从育儿书和网络上学习新的知识。

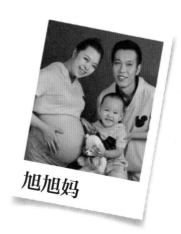

旭旭妈

编辑，85 后

乐于接受新鲜的育儿建议，海淘各种育儿产品，阅读并分辨网络上的各种育儿帖子，选出适合自家宝宝的。虽然我和红豆爸都对育儿知识提前做了功课，但碰到实战还是会有措手不及的时刻，幸运的是宝宝在一天天健康成长。

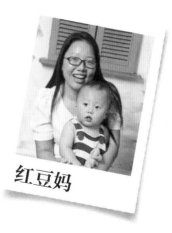

红豆妈

看宝宝一天天长大

2~3 个月的宝宝会做什么了

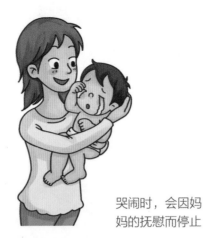

哭闹时，会因妈妈的抚慰而停止

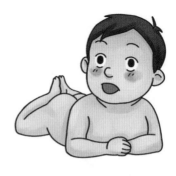

俯卧时，能抬头了

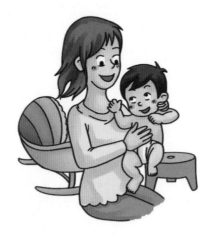

逗他会微笑

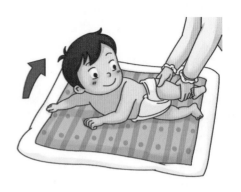

在妈妈帮助下，自己能翻身（由俯卧变成仰卧）

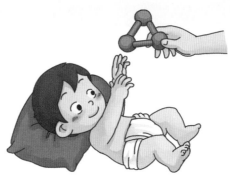

手能伸向物体

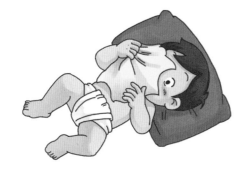

自己会拉开遮盖
在脸颊上的手帕

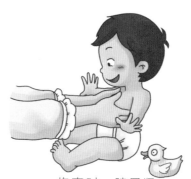

抱直时，脖子竖
直，头保持在中央

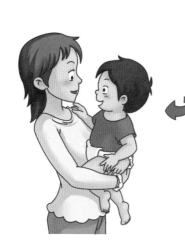

头能转向声源

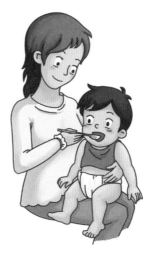

喂他吃辅食时，他
会张口或用其他的
动作表示要吃

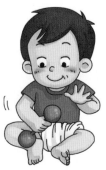

自己拿着饼干吃

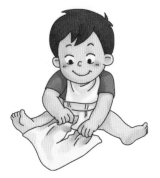

会撕纸

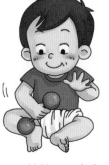

不用扶持，可坐稳

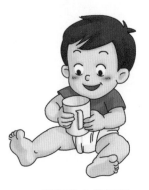

害怕陌生人

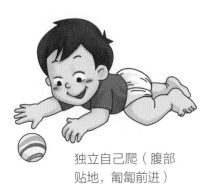

独立自己爬（腹部
贴地，匍匐前进）

用双手拿着杯子

10~12 个月的宝宝会做什么了

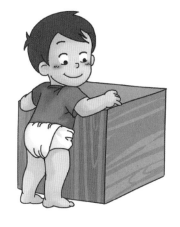

拍手

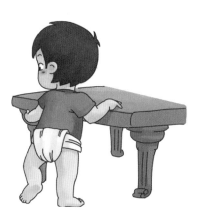

扶着物体自己站立

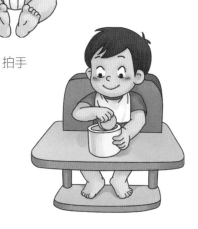

会把一个小东西放入杯子

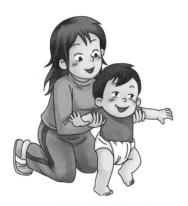

双手扶着家具会走几步

用手扶着会移几步

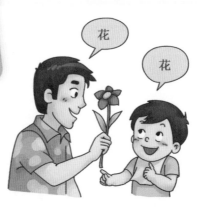

会跟着大人主动说出一个单词

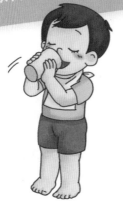

会双手端着杯子喝水

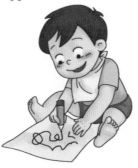

会用笔乱涂

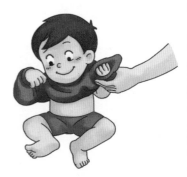

帮他穿衣服时会自动伸出胳膊和腿

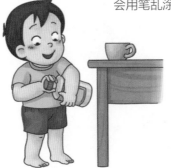

会打开瓶子的盖子

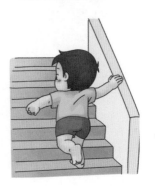

牵着他或者扶着栏杆，能走上楼梯

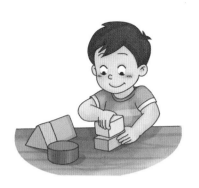

重叠两块积木

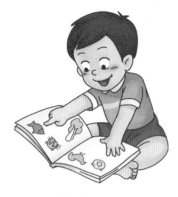

至少会讲10个单词

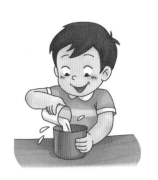

会将一个杯子的水倒到另一个杯子

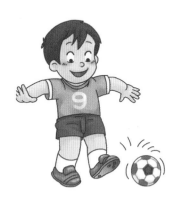

会踢球（一脚站立另一脚踢）

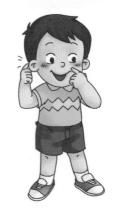

能正确说出身体部位的名称

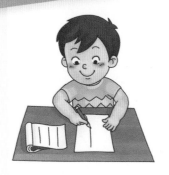

会模仿画垂直线

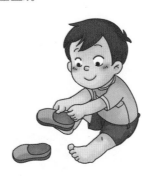

会自己穿没有
鞋带的鞋子

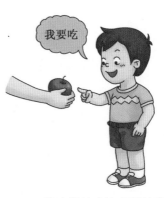

我要吃

能清楚地表达自己的意愿

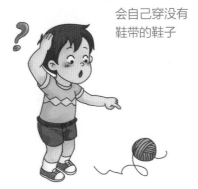

会问"这是什么"

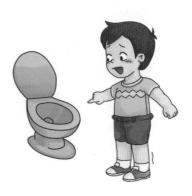

会主动告知想上厕所

新生儿
吃了睡，睡了吃

新生宝宝

　　一般，人们将宝宝出生后的头 4 周称为新生儿期。此时，新生儿处于从妈妈子宫内到子宫外独立生存这一转变过渡阶段，需要格外呵护。不过，新生儿比大人们想象中要长得结实，而且具有出色的适应能力。新妈妈首先要了解一下宝宝的身体，哪些是正常情况、哪些是异常反应。

身躯

刚出生的宝宝按比例讲，身躯小于头部，一般来说，男宝宝的平均胸围是33.6厘米，女宝宝的平均胸围是33.1厘米。到了出生后6个月左右，头围与胸围差不多；周岁以后，胸围会大于头围。新生儿的腹部隆起，但摸起来是软的，没有张力。

生殖器

无论男宝宝还是女宝宝，刚出生时生殖器一般都处于轻微水肿状态，过2~3天就会恢复正常。女宝宝可能会出现白带或阴道出血的情况，这是受妈妈激素的影响，不必担心。大多数男宝宝的睾丸都降至阴囊。

腿

髋关节张开，膝盖弯曲。随着宝宝的长大，腿逐渐伸直。虽然此时脚还是平足，开始走路后，脚底就会慢慢改变形状。

胸

手贴在新生儿的胸部会感觉到心脏的跳动，一般是120~160次/分。新生儿是腹式呼吸，一般是40次/分左右。

肚脐

刚出生时脐带是湿湿的，出生后7~10天就会干燥变黑，慢慢自行脱落。这时要注意保持干燥。每日可用75%酒精擦拭脐部。如果脐部有脓性分泌物和臭味，需要立即就医。

皮肤

刚出生时，新生儿皮肤上附着一层胎脂。足月出生的宝宝皮肤光滑粉嫩，足底皮肤皱纹比较多，躯干偶尔可以看到皮下血管。

乳房

不管是男宝宝还是女宝宝，刚出生时乳房会稍微凸起，这是因为受到妈妈催乳素的影响。不能挤压乳头，否则容易感染。保持原状，几周内就会恢复正常。

指甲

在妈妈肚子里时宝宝就开始长指甲了，所以有的宝宝一出生指甲都挺长的。宝宝的指甲就像纸一样又薄又软，但非常尖锐，容易划伤脸，最好及时剪短。

眼睛

新生儿刚出生时眼睛是闭合状态，对光比较敏感，大部分时间都在睡觉，难以完全看到眼珠。宝宝喜欢看红颜色：用红球放在眼前20厘米左右的地方，宝宝会注视，甚至追视。

嘴

新生儿嘴和舌头的感觉很发达。手指贴在嘴周围，就会转到手指方向，想要舔。出生后2周味觉就会快速发育，新生儿能感觉到全部的酸甜苦辣味。

耳朵

有的宝宝耳朵会出现形状奇怪或左右不对称的情况，是因为在狭窄的子宫里耳朵会被压着，但这种情况会很快恢复。

头发

有的新生儿头发多，有的少，头发的颜色也不尽相同。宝宝在接近100天时开始掉胎发。偶尔会看到像头皮屑的东西，但这只不过是胎脂，很快就会消失。

头

在新生儿的身体中，头部约占身体的1/4，头围比胸围还大1厘米左右。一般来说，男宝宝的平均头围是34.6厘米，女宝宝的平均头围是34.1厘米。

囟门

额头和头顶之间的菱形柔软部位即为"前囟"。新生儿的颅骨缝没有完全闭合，所以头顶柔软的部位没有骨头，有时可见起伏活动，孩子哭或紧张时会稍微凸出。前囟也为日后大脑发育留出空间。宝宝在18~24个月时前囟会完全闭合。

鼻子

由于受妈妈激素的影响，宝宝鼻翼上会有黄白色小斑点。因为刚出生，鼻孔狭窄，分泌物较多，呼吸时常伴有杂音。

脸

由于通过产道的挤压，顺产宝宝的脸一般会有水肿，并且脸上油光光的，还有米粒般的红点，这是因为受到妈妈激素的影响，不必担心。

最好的开奶师是宝宝，努力吸、努力喂

产后 30 分钟内要让宝宝吃第一口奶

有些妈妈经常跟人说奶少，怎么才能让奶量增多呢？最简单、最高效的办法就是宝宝频繁吸吮。产后 30 分钟内让宝宝吃上第一口奶，且每次吸吮不限时间！即使没有乳汁也要让宝宝吸吮乳头。这样做，不仅有利于促进乳腺通畅，增加乳汁分泌，还有利于子宫收缩，减少产后出血。而且，母乳中的有益菌和抗体能尽快帮助宝宝建立肠道菌群和免疫系统。所以，宝宝才是真正的、最好的开奶师。

尽早让宝宝吮吸的好处

1 宝宝出生后吸吮欲望最强烈，尽早喂奶能使宝宝很快学会吃奶。

2 促进乳汁尽早分泌。

3 促进子宫收缩，帮助恢复。

4 尽早建立催乳和排乳反射，促进乳汁分泌。

5 母乳中的低聚糖和益生菌可帮宝宝建立肠道菌群和免疫系统。

王大夫有话说

判断宝宝有效吸吮和无效吸吮的方法

宝宝开始吃奶后，如果进行有效吸吮，就能吃得饱；如果是无效吸吮，就吃不饱，不利于身体发育，还会导致妈妈出现涨奶。

有效吸吮：①嘴张大，口唇外翻，含住乳头和乳晕；②吸吮慢而深，有停顿；③吸吮时能听到吞咽声；④吃饱后嘴松开乳房，有满足感；⑤妈妈有泌乳反射指征。

无效吸吮：①吸吮快而浅；②吸吮时面颊内陷，基本无吞咽声；③易把宝宝和乳房分开；④妈妈无泌乳反射指征。

注：新生儿的身高，男宝为46.1~53.7厘米，女宝为45.4~52.9厘米；体重男宝为2.5~4.4千克，女宝为2.4~4.2千克。1个月男宝身高为50.8~58.6厘米，女宝身高为49.8~57.6厘米；体重男宝为3.4~5.8千克，女宝为3.2~5.5千克。

标准的开奶过程

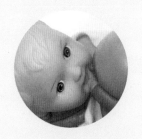 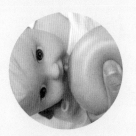 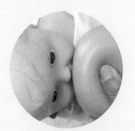

哺乳时妈妈用乳头轻触宝宝上唇，诱导宝宝含奶

哺乳时妈妈乳头应深入宝宝的口中

宝宝应将大部分乳晕含在口中

勤让宝宝吃，及时排空，奶水会越来越多

妈妈可以让宝宝想吃就吃，多吸吮乳头，产后 2 周内是泌乳的关键时期，每天要让宝宝吸吮十多次，包括夜间。这样既可使乳汁及时排空，又能通过频繁的吸吮刺激妈妈分泌更多的催乳素，使奶量不断增多。

即便开始奶水不多，只要让宝宝多吸，加上妈妈保持愉快的心情、充足的睡眠、均衡的营养，奶水就会多起来的。

宝石妈经验谈

按摩乳房刺激泌乳反射

按摩乳房能刺激乳房分泌乳汁，家人给妈妈做按摩催乳前，可以用温毛巾从乳头中心往乳晕方向做环形擦拭，两侧轮流热敷，每侧各敷15分钟，然后进行下面的按摩：

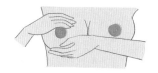 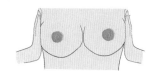 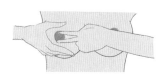

环形按摩：双手分别放在乳房的上方和下方，环形按摩整个乳房。

指压式按摩：双手张开放在乳房两侧，由乳房向乳头慢慢挤压。

螺旋形按摩：一只手托住乳房，另一只手食指和中指以螺旋形向乳头方向按摩。

母乳喂养成功的关键

母乳喂养要按需哺乳

母乳喂养最重要的原则就是按需哺乳。所谓"按需哺乳"，就是宝宝什么时候饿了，妈妈感觉奶涨了，就什么时候给宝宝哺乳。按需哺乳不仅适用于新生儿，也适用于整个婴儿期喂养。及时、恰当地满足婴儿的需要是培养其心理健康的必要条件，也能建立母子之间良好的依恋与信任，为今后对宝宝的教育打下坚实的基础。

一般来说，无论妈妈乳房大小，都能产生足够的乳汁满足自己宝宝的需求。因此，每对母子之间的喂奶频率和习惯都是不同的。

按需，绝对不是比照别人的频率和习惯，也不能听别人说宝宝多久吃一次奶、每次吃多少分钟，或参考一些书本上平均时间来喂养自己的宝宝。每个宝宝胃口大小不同，只要宝宝体重稳定增长，就是吃到了足够的母乳。因此，妈妈一定要观察自己的宝宝，真正了解宝宝的需要，根据宝宝情况来哺乳。

抓住催乳的最佳时间和方法

产后半小时让宝宝吸吮乳头

在婴儿出生半小时内，让宝宝吸吮妈妈的乳头，通过宝宝的吸吮，能有效刺激妈妈分泌泌乳素，从而促进乳房分泌乳汁。通过宝宝的不断吸吮，母乳的分泌会越来越多。

产后 24 小时内、产后 3 天进行乳房按摩

最好在下奶初期做乳房按摩进行开奶。一般是产后24小时和产后3天各按摩1次效果最佳。按摩乳房前需要热敷一下乳房，尤其是有硬结的地方多敷一会儿，能减少按摩时的疼痛。

产后 3 天再喝催乳汤

过早喝催乳汤会导致乳汁分泌过多，而新生儿吃不了，不但会浪费，还会使妈妈的乳腺管堵塞而出现乳房胀痛。过晚喝催乳汤又会使乳汁下来过慢、过少，妈妈会因无奶而情绪低落，进而泌乳量也会进一步减少，形成恶性循环。因此，一般建议在产后第3天开始喝催乳汤。

两侧乳房轮换着喂奶

如果一次只喂一边，那么另一边乳房受到的刺激会减少，自然泌乳量也会减少。所以，每次喂奶时两侧的乳房要让宝宝轮换着吸吮。有些宝宝食量小，吃完一侧就饱了，那下次喂奶时就从另一侧开始。如果只吃同一侧，时间长了会引起大小乳。

多多吸吮

妈妈的奶水越少，越要增加宝宝吸吮乳头的次数。因为宝宝吸吮的力量较大，正好可以借助宝宝的嘴巴来按摩乳晕，所以吸吮越多，奶水分泌越多。

营养均衡，适当吃催乳食物

新妈妈要保持营养均衡、食物多样化，保证充足的水分。吃得好不一定就是要"大补"。经常大量喝鲫鱼汤、猪蹄汤、鸡汤等，不仅容易堵塞乳腺管，影响乳汁分泌，有些消化能力差的宝宝，很可能因吸收不好而出现脂肪性腹泻，时间长了会导致宝宝营养不良。所以，催乳最重要的是要吃得多样化，既能让自己奶量充足，又能保证营养而不发胖。

新妈妈应充分休息

妈妈夜间会起来给宝宝喂几次奶，所以晚上往往睡不好觉。而睡眠不足也会导致奶水减少。所以，妈妈尽量根据宝宝的生活规律调整休息时间，当宝宝睡觉的时候，新妈妈也躺下休息，做到和宝宝"同睡同醒"。千万不要小看这短短的休息时间，它会让新妈妈保持充足的精力和体力。

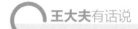

王大夫有话说

改善乳房大小不一的方法

如果妈妈出现两侧乳房大小不一时，可以让宝宝多吸吮小的一侧，增加刺激，尤其是宝宝饥饿时更要吸吮乳房小的一侧，因为这时宝宝吸吮能力较强，刺激效果更好，能很好地改善乳房大小不一的情况。

图解 4 种正确的喂奶姿势，妈妈宝宝都舒服

摇篮式，最为简单常用

摇篮式是最常见的一种哺乳方式。妈妈坐在有扶手的椅子上（也可靠在床头），坐直，把宝宝抱在怀里，胳膊肘弯曲，宝宝后背靠着妈妈的前臂，用手掌托着宝宝的头颈部（喂右侧时用左手托，喂左侧时用右手托），不要弯腰或者探身。另一只手放在乳房下呈"U"形支撑乳房，让宝宝贴近乳房，喂奶。

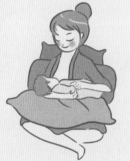

半躺式，不容易呛奶

在分娩后的最初几天，妈妈坐起来仍有困难时，以半躺式的姿势喂哺宝宝最为适合。背后用枕头垫高上身，斜靠躺卧，让宝宝横倚在妈妈的腹部进行哺乳。对于乳汁流速过快的妈妈来说，这个姿势不容易让宝宝呛奶。

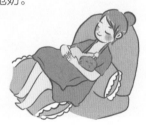

揽球式，特别适合剖宫产新妈妈

这个哺乳姿势特别适合剖宫产的妈妈，可以避免宝宝压迫妈妈腹部的手术切口。对乳房很大、宝宝太小、喂双胞胎的妈妈，这种姿势也尤为适合。将宝宝抱在身体一侧，胳膊肘弯曲，用前臂和手掌托着宝宝的身体和头部，让宝宝面对乳房，另一只手帮助将乳头送到宝宝嘴里。妈妈可以在腿上放个垫子，宝宝会更舒服。

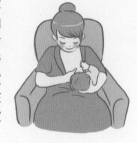

侧卧式，适合夜间哺乳

妈妈在晚上喂哺或想放松一下时，可采用这种姿势。妈妈侧卧在床上，让宝宝面对乳房，一只手揽着宝宝的身体，另一只手帮助将乳头送到宝宝嘴里，然后放松地搭在枕侧。

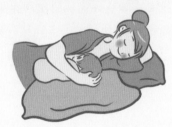

母乳不足时，教你正确混合喂养

如何判断母乳够不够

想知道母乳够不够，宝宝有没有吃饱，可以从下面几个方面来判断：

1 听新生儿吃奶时下咽的声音，是否每吸吮2~3次，就可以咽下一大口。

2 看新生儿吃完奶后是否有满足感，是否能安静睡30分钟以上。

3 看新生儿的大便是否为金黄色糊状，排便次数是否为2~6次/天。

4 看新生儿排尿次数，是否达6次/天。

5 监测新生儿体重增长情况，是否增长30~50克/天，是否第一个月体重增长600克以上。

最后两条是最关键的判断标准。如果不能达到以上标准，就说明宝宝没有吃饱，母乳是不够的，需要尝试混合喂养。

混合喂养也能让宝宝正常发育

混合喂养是在确定母乳不足的情况下，用其他乳类来补充喂养。虽然这种喂养方式效果不如母乳喂养，但能让新生儿在乳汁总量不足时，也能保证摄入足够的奶量，不会影响新生儿正常发育。

混合喂养提倡"补授法"

首先推荐采用"补授法"，即先喂母乳然后再补充其他乳品，保证让宝宝每天吸吮乳房 8 次以上，每次尽量吸空乳房。此外，妈妈要尽可能多地与宝宝在一起，经常搂抱宝宝。当母亲乳汁分泌增加时，减少配方奶的喂养量和次数。很多母乳不足的妈妈通过这种方法，过 1~2 个月奶水就够了，可以完全母乳喂养了。

夜间最好喂母乳

夜间妈妈比较累，尤其是后半夜，起床后给宝宝冲奶粉很麻烦，最好是母乳喂养。夜间妈妈乳汁分泌量相对较多，而宝宝的需要量又相对减少，所以母乳一般能满足宝宝的需要。

尽量多吃母乳

混合喂养要充分利用有限的母乳，尽量多喂母乳。如果因为母乳不足，就减少哺乳的次数，这样反而会使母乳越来越少。母乳喂养的次数要均匀分开，不要很长一段时间都不喂母乳。

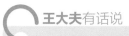

相比食量，妈妈更应关注生长曲线

有些妈妈认为，宝宝吃配方奶必须要吃够包装上推荐的食用量。其实推荐的食用量只是参考值，宝宝食量有大有小，就算同一个宝宝，也会出现有时吃得多、有时吃得少的情况。宝宝的食量在推荐量的 ±10% 之内都是没关系的。相比食量，妈妈更应关注的是宝宝生长发育曲线（见第221~222页）。只要宝宝的生长发育曲线在正常范围内一直平稳上升，那么即使吃得比别人少也没关系。但如果宝宝生长发育曲线出现短时间波动，或一直高于正常范围，应咨询医生是否需要调整饮食。

别用矿泉水给宝宝冲奶

有段时间专门用从超市买的矿泉水冲奶粉，结果发现红豆有轻微的便秘。后来，咨询了社区医院的医生才知道，矿泉水本身含有丰富的矿物质，而宝宝肠胃消化功能不健全，用矿泉水冲奶粉，容易摄入过多的磷酸盐、磷酸钙，进而引发消化不良和便秘。后来，用自来水煮沸后放至40℃左右冲奶粉，红豆的便秘也慢慢好了。

新生儿的人工喂养

需要人工喂养的情形

宝宝患有半乳糖血症

属于先天代谢异常，很少见。这类新生儿在进食含有乳糖的母乳或奶粉后，可出现严重呕吐、腹泻、黄疸、肝脾大等症状。确诊后，应立即停止母乳及奶制品喂养，喂食不含乳糖的特殊配方奶。

妈妈接触过有毒化学物质

这些物质可通过乳汁使新生儿中毒，故新妈妈哺乳期应避免接触有害物质，远离有害环境。或妈妈因病接受放射性治疗和化疗期间应暂停母乳。

妈妈处于传染病急性期

如新妈妈患艾滋病、开放性肺结核等，或者在各型肝炎的传染期，此时哺乳会增加新生儿感染的机会。故应暂时中断哺乳，用配方奶代替。

其他需要人工喂养的情况

宝宝患有苯丙酮尿症，可暂停母乳代之以低苯丙氨酸配方奶，待检测宝宝血清中苯丙氨酸浓度恢复正常后可部分母乳喂养。

按时喂养，防止喂养过度

人工喂养的宝宝要按时喂养，且要防止喂养过度，否则不利于宝宝的健康发育。对于健康的婴儿，只要宝宝进食量充足，配方奶是可以满足婴儿所需的全部营养的。在宝宝消化功能正常的情况下，一天奶量达到150毫升／千克（1个月）时可满足其生长需要。

一般宝宝每3小时进食一次，每次喂养量60~70毫升即可。每个宝宝胃口大小不同，吃的多少也不同，完全照搬公式来喂养是不可取的。随着宝宝不断成长，食用配方奶的量也在不断变化，这就需要妈妈们细心摸索。

用奶瓶喂奶的姿势要正确

1 坐着用奶瓶喂宝宝吃奶的时候，妈妈和宝宝的体位都要保持舒适状态。并且在抱宝宝前，手臂上搭一条干毛巾更好。

2 让宝宝深深地含住奶嘴，直到看不见奶嘴稍长的那部分。

3 将奶瓶倾斜，保证奶嘴完全充满奶液，这样可以避免宝宝吸入过多空气，减少宝宝溢奶。

配方奶的选择和冲泡

如何选择配方奶

　　市场上配方奶种类很多，妈妈在为宝宝购买配方奶时，应选择最适合宝宝健康成长的奶粉，主要需要考虑以下方面：

奶粉配方中的营养素种类

奶粉配方越接近母乳越好，宝宝食后睡得香，食欲也正常，无便秘、腹泻，体重和身高等指标正常增长。

选择有实力的著名厂家奶粉

选择知名度高、有信誉的厂家。由于配方奶的基础粉末是从牛奶中提取的，奶源的好坏就非常重要了。选择奶粉时，最好了解奶源的出处，天然牧场喂养的奶牛是最佳奶源。

观察产品包装

无论是罐装奶粉还是袋装奶粉，妈妈在购买时都不要忘记观察产品包装。主要浏览包装上的配方、性能、适用对象、使用方法等文字说明，判断该产品是否符合自己的购买要求。此外，还要注意生产日期和保质期，有无漏气、有无块状物等，判断所要购买的奶粉是不是合格产品，是否已经变质。

根据宝宝月龄选择

宝宝在生长发育的不同阶段需要的营养是不同的，例如，新生儿与7～8个月的宝宝所需营养就不一样。奶粉说明书上都有适合的月龄或年龄，可按需并根据宝宝的健康情况选择。有的宝宝对牛奶蛋白过敏、对乳糖不耐受，或由于早产对营养有特殊需求，则需要选择特殊医学用途的配方奶。如早产儿可选早产儿奶粉；患有慢性腹泻导致肠黏膜表层乳糖酶流失的宝宝，可选择去乳糖配方奶；有过敏的宝宝，可选择水解蛋白配方奶或氨基酸配方奶，但一定要在医生指导下应用。

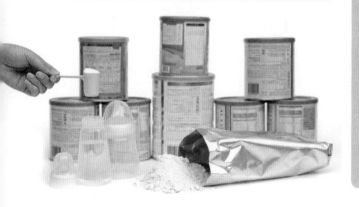

简单4步，科学冲调配方奶

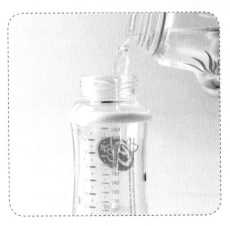

1 将烧开后冷却至40℃左右的水倒入消过毒的奶瓶。

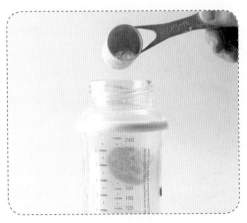

2 使用奶粉桶里专用的小勺，根据标示的奶粉量舀起适量的奶粉（注意奶粉是平勺而不是超过小勺或不足一勺）。

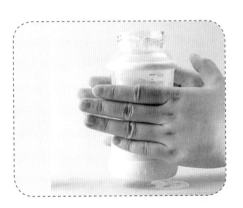

3 将奶粉放入奶瓶，双手轻轻转动奶瓶或在水平面轻晃奶瓶，使奶粉充分溶解。

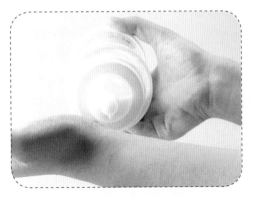

4 将冲好的奶粉滴几滴在手腕内侧或手背，测试奶温温热即可。

红豆妈经验谈

恒温温奶器，冲奶必备

我的奶不够，红豆爸爸在网上发现了一款冲奶粉必备神器——恒温温奶器，解决了半夜三更冲奶反复试水温的老大难问题。我们是提前将温奶器的水烧开，设置好冲奶粉需要的温度（38~42℃），待开水降温至设定温度，转入恒温状态，随时需要，随时冲奶。

奶粉冲太浓，真的解饿吗

有一些奶奶或外婆在给宝宝冲奶粉时，总是有意无意地多加点奶粉，认为这样宝宝营养摄入更多，还顶饱，晚上睡得更好。殊不知，奶粉冲太浓对宝宝的危害是非常大的。

奶粉冲太浓影响消化

奶粉冲调的适宜浓度，取决于配方奶中各种营养成分的比例和宝宝生长阶段的消化能力，是有一定科学依据的。如果奶粉冲得太浓，会引起宝宝消化不良、排便困难，也会增加患消化道疾病的风险。

奶粉冲太浓影响宝宝的肝肾功能

奶粉冲太浓，宝宝会摄入过量的蛋白质、脂肪和矿物质，这些过量的物质超过了宝宝的需要，需要通过肝脏和肾脏代谢排出体外，势必会增加肝肾负担。如果超过了肝肾的代谢负荷，就会堆积在血液中，引起氮质血症、高钠血症等问题，严重影响宝宝的健康。

奶粉冲太浓影响对水的吸收

过浓的奶粉意味着宝宝摄入过量的蛋白质，加之摄入水分减少，蛋白质分解代谢的产物就会增多，可能会导致氮质血症。用配方奶喂养宝宝，补充适量水分是必要的。过浓的奶粉会降低宝宝的食欲，饮水的意愿下降，间接加重了肾脏的负担。

因此，冲调奶粉要严格按照包装上建议的冲调方法，不能随意增加或减少奶粉。冲调时先加温水，后加奶粉，摇匀后尽快喂，才能保证宝宝健康成长。

自来水冲调奶粉最好

自来水比较容易透过细胞膜，促进新陈代谢，进而调节身体免疫力。因此，冲调奶粉选用符合国家规定和食用标准的自来水最好。自来水煮沸后，放至40℃左右，再冲调奶粉最好。因为水温低于37℃，宝宝的肠胃难以适应，而水温超过60℃，会造成蛋白质凝固变性，破坏其营养成分。

王大夫有话说

这些水不能用于冲奶粉

有些水是不能用来冲调奶粉的，会对宝宝的健康产生不利影响。矿泉水含有多种矿物质，但不是宝宝发育所需的，过多食用会造成宝宝体内矿物质代谢紊乱。纯净水（包括蒸馏水）属于无矿物质水，不能满足宝宝生长发育所需的矿物质。反复煮沸的水会产生大量的水垢，而其中不仅含有钙、镁，还含有亚硝酸盐以及镉、铝、砷等重金属，不利于宝宝的健康。

奶具做好清洁和消毒，远离病菌

奶具的清洁

婴儿的消化系统十分敏感，很容易发生细菌感染，所以在人工喂养的各种操作过中，必须重视冲奶器具的清洁工作，以避免奶瓶、奶嘴等用具不洁而造成新生儿口腔、肠胃感染。

1 奶具使用后应立即将奶瓶及奶嘴进行拆分。

2 清洗时，选择专用的奶瓶刷、奶嘴刷和奶瓶清洗剂；每次清洗时要将奶嘴和奶瓶分别清洗干净，要注意细节处的清洗；用清水将清洗后的奶瓶、奶嘴冲刷干净，避免清洁剂残留。

3 将清洗好的奶具进行控水或晾干。

奶具的消毒

奶瓶是宝宝喝配方奶的主要工具，如果不注意奶瓶的卫生，很容易滋生细菌，导致宝宝生病，所以定期消毒奶瓶非常重要。下面我们介绍一下用蒸汽锅消毒奶瓶的方法。

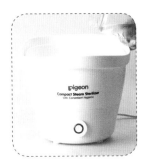

1 使用前拿掉盖子，取出配件筐、支架和奶瓶筐，然后用奶瓶取80毫升水倒入奶瓶筐中。

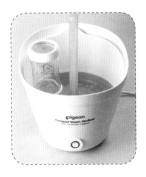

2 将去掉奶嘴的奶瓶倒置于奶瓶筐中，放入奶瓶间。

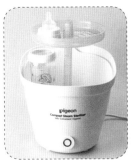

3 将奶嘴放到配件筐中。

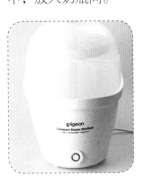

4 盖好盖子。

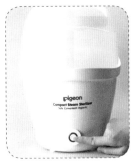

5 按下开关键，进行消毒，大约9分钟即可。

吃完奶拍嗝，能防止吐奶、溢奶

溢奶是很多新妈妈遇到的头疼事儿，其实防止溢奶的方法很简单，就是宝宝每次吃完奶后及时拍嗝，帮助宝宝把吸入的空气吐出来。下面介绍 2 种常见的拍嗝方法。

俯肩拍嗝，适合新生宝宝

1 先铺一条毛巾在妈妈的肩膀上，防止妈妈衣服上的细菌和灰尘进入宝宝的呼吸道。

2 右手扶着宝宝的头和脖子，左手托住宝宝的小屁屁，将宝宝缓缓竖起，让宝宝的下巴处靠在妈妈的左肩上。

3 左手托着宝宝的屁股和大腿，给他向上的力，妈妈用自己的左脸部去"扶"着宝宝。

4 拍嗝的右手鼓起呈接水状，在宝宝后背的位置小幅度由下至上拍打。1～2分钟后，如果还没有打出嗝，可慢慢将宝宝平放在床上，再重新抱起继续拍嗝，这样做会比一直抱着拍效果要好。

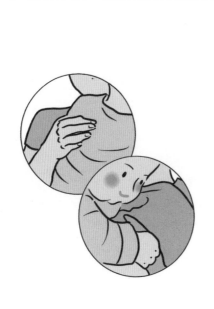
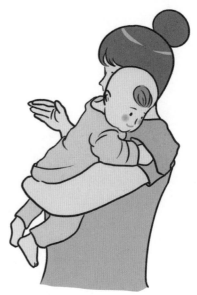

搭臂拍嗝，适合 3 个月以上的宝宝

1 两只手抱住宝宝的腋下，让宝宝横坐在妈妈大腿上。

2 宝宝的重心前倾，妈妈将右手臂搭好毛巾，同时从宝宝的腋下穿过，环抱住宝宝的肩膀，支撑宝宝的体重，并让宝宝的手臂搭在妈妈的右手上。

3 让宝宝的面部朝外，用左手开始拍嗝。

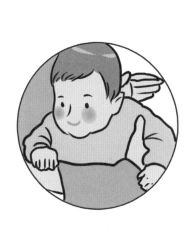
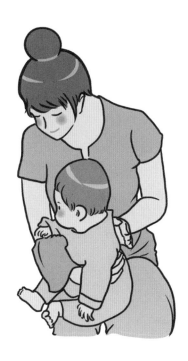

⟳ **王大夫**有话说

宝宝溢乳是正常的，过了3个月就好了

许多宝宝在出生2周后会出现溢奶。在宝宝刚吃完奶后，或者刚被放到床上，一用劲奶就会从嘴角溢出。吐完奶后，宝宝并没有任何异常或者痛苦的表情。这种溢乳是正常现象，主要是由于宝宝的胃呈水平状、容量小，而且食道和胃之间的贲门括约肌弹性差，容易导致胃内食物反流。有的宝宝吃奶比较快，会在大口吃奶的同时咽下大量空气，平躺后这些气体会从胃中将食物一起顶出来，导致溢乳。过了3个月，大部分宝宝溢乳的情况会有所改善。

纠结，营养素补充剂要不要补

宝宝吃这个、吃那个了吗？被问得多了，就觉得周围的宝宝都在补，不给自己的宝宝补心里不踏实。那么到底要不要给宝宝补充营养素补充剂呢？哪些营养素真的需要补？多补会对宝宝的身体有害吗？

维生素 AD，需要补

维生素 D 能促进钙的吸收，帮助宝宝拥有强健的骨骼。一般来说，在晒太阳后，身体会自动生成维生素 D。但宝宝出生后的前 6 个月，没有太多时间户外活动，而且宝宝的皮肤比较娇嫩，不建议长时间曝露在阳光下。

因此出生后，无论何种喂养方式，每天均应提供 400IU 的维生素 D 补充剂。由于我国婴幼儿半数以上存在亚临床维生素 A 缺乏的状况，因此目前推荐补充维生素 AD 混合制剂。

钙、铁，新生儿不需要补

这两种元素对宝宝的成长非常重要，但并不需要额外补充，因为它们都可以从母乳和日常的饮食中摄取到。

有的新手爸妈认为宝宝出牙晚或容易出汗都是因为缺钙，这并没有绝对对应关系。摄入过量的钙会引起血钙过高，反而会对骨骼造成损害，甚至会造成肾功能损害。正确的做法是坚持补充维生素 D，在添加辅食后，有意识多摄入一些高钙的食物，如豆制品、深绿色蔬菜等。

铁：部分宝宝需要补！宝宝满 5 个月后，对于铁的需求量会大大增加，推荐摄入量从 0.3 毫克 / 天提高到 10 毫克 / 天，仅靠母乳或

早产宝宝

早产的宝宝由于没有机会在妈妈的子宫里储备足够的铁元素，所以所有的早产宝宝，特别是小胎龄的早产宝宝（早于 32 周出生），要从出生就开始在医生指导下补充铁剂。

贫血的宝宝

宝宝在社区打疫苗时，在6个月和1岁都会要求监测是否贫血。如果发现宝宝贫血，医生会建议添加铁剂，同时增加富含铁元素的食物。

配方奶中摄取的铁已经不够了。满 6 个月，开始添加辅食后，宝宝的饮食里需要足够量的铁，因此宝宝的第一口辅食应该是铁强化的米粉。此外，给宝宝的辅食要营养均衡，让宝宝多吃含铁量丰富的食物，如红肉、肝泥、蛋黄等。

　　一般来说，足月、健康的宝宝只要在饮食上注意，就不需要额外补铁，但早产宝宝和贫血宝宝例外。

DHA，不需要补

　　DHA 是宝宝大脑和眼睛发育都不可或缺的，而母乳中含有的 DHA 具有最优的营养比例，也是宝宝最容易消化吸收的。而现在很多的配方奶也特意增加了 DHA 的成分，因此也不需要额外补充 DHA。哺乳妈妈要多吃富含 DHA 的食物，如三文鱼、金枪鱼、核桃、花生等，这样妈妈所吸收的 DHA 就会传递给宝宝。

益生菌，不建议长期补

　　益生菌适量补充，能调节宝宝的肠道功能，对宝宝的肠绞痛、便秘和湿疹有一定帮助。但益生菌不建议长期服用，宝宝的肠道在不断发育，良好的肠道应该依靠自身调节菌群平衡，在宝宝一切正常时，没有必要服用益生菌。益生菌只是在菌群失调的情况下帮助宝宝建立正常的微生态环境。

益生菌补充 4 要点

1 早饭前或同早餐一起服用效果最佳。

2 与抗生素等药物间隔至少2小时。

3 用37℃温水冲泡，与热饮热食隔开30分钟服用。

4 益生菌打开后易氧化，最好买小包装，一次吃完。

王大夫有话说

　　对所有的宝宝来说，维生素AD是必须补充的，部分宝宝需要补充铁剂，其他营养素主要靠食物获得，不要相信市面上对营养素补充剂的宣传，以防坠入陷阱。

新生儿黄疸怎么办

怎么区分生理性黄疸和病理性黄疸

	生理性黄疸	病理性黄疸
症状出现时间	黄疸出现较晚，多在出生3天后出现	黄疸出现较早，出生后24小时内就出现
程度表现	黄疸程度较轻：皮肤、黏膜及巩膜（白眼球）呈浅黄色，尿的颜色也发黄，但不会染黄尿布	黄疸程度较重：皮肤呈金黄色或暗褐色，巩膜呈金黄色或黄绿色，尿色深黄以致染黄尿布，眼泪也发黄
消退时间	足月儿黄疸一般在出生后10～14天消退，早产儿可能延迟到3周才消退，并且无其他症状	黄疸持续不退，或黄疸消退后又重新出现或加重
治疗	生理性黄疸可自行消退，不必治疗	可引起大脑损害，一旦出现以上症状，均应及早到医院接受检查、治疗

在家怎样自测黄疸

在充足自然光线下观察宝宝的皮肤或眼白。

皮肤检测法

这种方法适用于皮肤较白的宝宝。具体做法是用手指轻轻按压宝宝的前额、鼻子或前胸等部位，随即放开手指，并仔细观察按压处的皮肤是否呈现黄色。

眼白检测法

这种方法适用于肤色偏暗的宝宝，仔细查看一下宝宝的眼白（巩膜）是否显黄即可。

宝宝的生理性黄疸

大多数宝宝在出生 72 小时后会出现生理性黄疸。主要是由于新生儿血液中胆红素释放过多，而肝脏功能尚未发育成熟，无法将胆红素及时排出体外，胆红素聚集在血液中，即引起了皮肤变黄。这种现象先出现于脸部，进而扩散到身体的其他部位。

生理性黄疸属于正常现象，一般情况不需要治疗，通常在出生 14 天后自然消退。很多母乳喂养的宝宝，黄疸消退较慢。只要宝宝吃奶好、生长满意，无须处理，黄疸会自然消退。

晒太阳去黄疸，晒不对不如不晒

新生儿的视网膜细胞和视神经尚未发育完善，还很脆弱，阳光直射容易损伤。加上新生儿的皮肤非常娇嫩，且富含水分和滋润性油脂物质，日晒时间长了很可能造成"低温晒伤"。所以，妈妈抱着新生宝宝直接在太阳下曝晒，并不是理想的做法。

晒太阳的正确方法是：

1 在温暖的季节，当阳光充足时开窗给宝宝照射，可以充分曝露身体皮肤，接受更多阳光。

2 注意保护眼睛和会阴部。

3 照射时间以上午、下午各半小时为宜，避开阳光最强的时段，注意变换体位，以免晒伤。

出现病理性黄疸及时治疗

当黄疸出现早，程度较重，或者持续不退时，应及时就医，以判断宝宝是否是病理性黄疸。病理性黄疸的原因可能有：母亲与宝宝血型不合导致的新生儿溶血症，婴儿出生时有皮下血肿，新生儿感染性疾病，新生儿肝炎、胆道闭锁等。黄疸过高，有可能对新生儿造成脑损伤，因此一定要及早就医，可根据医生建议采用光照疗法等。

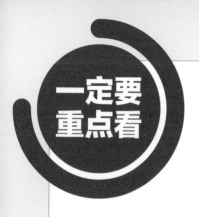

一定要
重点看

脐带要每天消毒，
不要沾水

脐带什么时候脱落

脐带是胎儿在母体内由母亲供给胎儿营养和胎儿排泄废物的通道。胎儿出生后，医务人员会将脐带结扎，切断。断脐后，脐带残端会逐渐干枯变细，慢慢变为黑色。

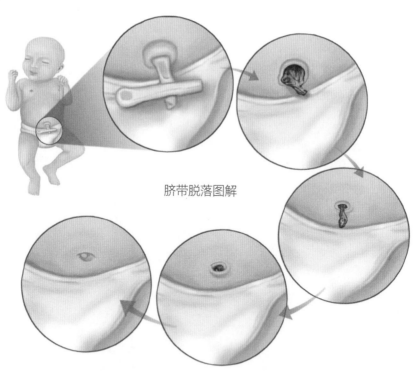

脐带脱落图解

宝宝出生后 5 ~ 15 天脐带残端会变干变黑，自动脱落。在脱落时，可能会有一点血迹，是正常的。残端脱落后会留下一个小伤口，通常需要 7 ~ 10 天才能完全愈合。但是，如果宝宝脐部红肿，有脓性分泌物或臭味，或出现发热、嗜睡、食欲缺乏或其他不适症状，一定要及时咨询医生，有可能是脐部感染的信号。

新生儿脐带的处理

脐带剪断后有一个伤口，如护理不周，将成为致病菌侵入机体的重要门户。

正常情况下，在宝宝出生后 5 ～ 15 天脐带就会自然干燥并脱落。刚脱落的肚脐会渗出血水，需要特别护理。无论脐带是否已脱落，肚脐都可按下面方法来处理：

1 每天清洁肚脐部位。重点清洁白色的脐带根部，宝宝的肚脐处痛感不敏感，妈妈可以放心清洁。将宝宝放在床上，左手协助曝露宝宝的脐孔，右手用蘸有酒精的医用棉签呈螺旋形慢慢地进行消毒，把脐孔里的一些分泌物等彻底擦干净。

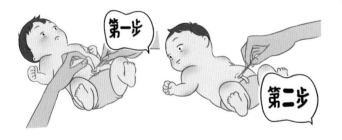

2 每次洗过澡后或被宝宝大小便不小心弄脏了脐部时，都要进行消毒。清洁完毕，先用干净的毛巾将肚脐处的水分擦干。

3 每次换尿布时，需要检查脐部是否干燥。如发现脐部潮湿，就用75%的酒精再次擦拭。酒精的作用是使肚脐加速干燥，干燥后易脱落，也不易滋生细菌。脐带脱落后，也可按此方法进行脐部清洁护理。

红豆妈经验谈

棉签不可二次使用

消毒时棉签不要蘸太多的酒精，转着棉签从宝宝脐孔自内向外进行消毒。消毒一遍后，换一根棉签，重复以上动作。最后，再换根棉签消毒肚脐周围的皮肤。有些妈妈为了节省棉签或怕麻烦，一次消毒只用一根棉签，这样更容易引发细菌感染。

宝石妈经验谈

脐部保持干燥、清洁是关键

在给宝石做脐带护理时，我们特别注重"干净、干燥"，也就是说只要保持在干净和干燥的情况下，就很少有病菌感染的机会。每天清洁双手之后用酒精消毒的棉签给宝宝进行擦拭。不用没有清洁的手触碰脐带，最重要的是在给宝宝洗澡时不要被洗澡水浸到，以免导致孩子出现脐炎。

脐带分泌物怎么处理

愈合中的脐带残端经常会渗出清亮的或淡黄色黏稠的液体，属于正常现象。脐带自然脱落后，脐窝会有些潮湿，并有少许液体渗出，这是由于脐带脱落的表面还没有完全长好，肉芽组织里的液体渗出所致，用75%的酒精轻轻擦干即可。一般一天1~2次，2~3天后脐窝就会干燥。用干纱布轻轻擦拭脐带残端，也能加速肚脐的愈合。假如肚脐的渗出液像脓液或有恶臭味，说明脐部可能出现了感染，要带宝宝去医院。

脐周发红是怎么回事

脐带残端一经脱落，肚脐就形成了。在脐带残端脱落的过程中，肚脐周围常常会轻微发红，这是脐带残端脱落过程中的正常现象，不用担心。但是，如果肚脐和周围皮肤变得很红，而且用手摸起来感觉皮肤发热，那很可能是脐部出现了感染，要及时带宝宝去医院看看。

新生儿发生脐炎时怎么护理

新生儿发生脐炎时，护理上要注意以下4点：

王大夫有话说

哪些脐带问题需要就医

脐肉芽红肿： 脐痂脱落后，脐带的根部因护理不当而出现一些肉芽组织，并伴有少量透明黏液。

脐疝： 主要表现为脐带部位出现一个球形或半球形的肿块，宝宝大哭的时候增大，不哭的时候就恢复原状，需及早治疗。

1 当宝宝脐部略有红肿（属于轻度发炎），或有少量黏液渗出时，可用消毒棉签擦净渗出物，然后用3%的过氧化氢清洗，再用75%的酒精棉球湿敷脐部，每天2次。

2 如果室内温度较高，且阳光可照到室内，可将宝宝的脐部曝露在日光下晾晒，每日1次，每次10分钟。

3 局部用灯光照射10分钟（要注意防止烫伤），有利于脐部的愈合。

4 有脓性分泌物，并带有臭味，应遵医嘱服用药物。

学会给宝宝穿衣服

穿连体衣的方法

新生宝宝多穿连体衣，新手爸妈要学会给宝宝穿这种衣服。应该先穿裤腿再穿袖子。正确穿连体衣的方法如下：

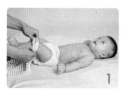 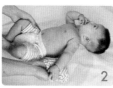 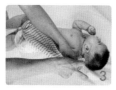 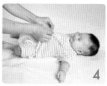

1 穿连体衣要从脚下穿起。可以将一条裤腿卷起来，套入宝宝的一只脚上，然后展开裤腿。另一只裤腿也这样穿。

2 然后一手握住宝宝的脚踝，轻轻抬起宝宝的双腿，就可以把连体衣套过宝宝的屁股了。

3 接着将袖管卷起来，套入一只胳膊，然后展开袖子。另一只胳膊也这样穿。

4 最后系好扣子或衣带。

宝宝穿衣服前的工作不能忽视

给宝宝穿衣服要迅速，避免宝宝受凉。此外还要注意一些问题：

1 剪下新衣服的商标。如果是贴在里面的更要彻底剪下来，因为商标接触宝宝娇嫩的皮肤会使皮肤红肿。

2 新衣服用清水漂洗。新生儿的衣服最好用干净的水漂洗后再穿，去掉可能附着在上面的灰尘或异物等。

3 天气寒冷时，室温升高后再脱衣服。在确定室内温度升高后，再迅速脱掉或换下宝宝的衣物。有的宝宝在脱衣服时会吓一跳，但这是0～4个月宝宝的正常生理反射，可以抓住宝宝的手或胳膊让宝宝安心。

宝石妈经验谈

摸摸小手，就能判断宝宝穿得多还是少

判断小宝宝穿衣多少以手的温度为宜，摸一下宝宝的小手，如果很凉就穿少了；如果手心有汗，则是穿多了。此外，也可以摸摸宝宝的后颈，如果有汗也说明穿太多了。

轻捏慢揉做抚触，
促进宝宝生长和智能发育

抚触前的准备

1 妈妈取下戒指、手镯、手表等容易
划伤宝宝的饰品，剪短指甲，用温
水洗净双手。

2 抚触前，可以为宝宝涂抹按摩油，
如橄榄油、婴儿润肤油等，在保护
并滋润宝宝娇嫩皮肤的同时，宝宝也可
以更舒适地享受抚触。

3 在做抚触的过程中，可以播放节奏
舒缓、曲调优美的古典音乐，既
可以营造舒适温馨的氛围，又可以通过
音乐来激发宝宝的音乐欣赏能力、创造
性、认知能力和语言能力。

抚触时间和环境

抚触可选择在两次喂奶间，最好是
晚上宝宝洗澡后。将宝宝衣物脱掉，在
身下铺上柔软的毛巾被，使用婴儿油或
乳液，对宝宝进行按摩，记住要保持按
摩手掌的温热。

室内温度最好在 23～25℃，光线
柔和，通风状况良好，尽量保证抚触期
间不要有人走来走去打扰。

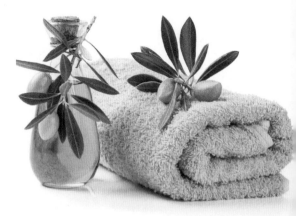

妈妈给宝宝按摩可以涂抹一些婴儿
按摩油，有利于滋润宝宝的肌肤。

王大夫有话说

抚触应由轻到重

最开始抚触时，动作要轻柔。特别
注意宝宝的眼睛周围，以免引起宝宝的反
感。抚触是通过刺激宝宝皮肤中的神经
元，增强宝宝的心理安全感和舒适感。随
着宝宝月龄的增加，逐渐适应了抚触，可
以慢慢加大力度，以宝宝舒适不反抗为
度，以促进宝宝的肌肉协调性。在做全身
抚触的时候，可以重点按摩宝宝身上的几
个穴位（如补脾经、敲打小天心、推三
关、摩丹田等），起到保健作用。

搓手臂

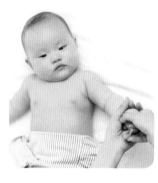
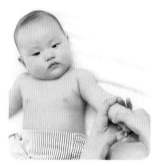
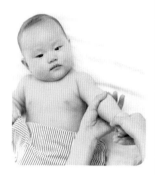

1 左手握住宝宝的小手，固定。右手拇指与其余四指握成环状，松松地套在宝宝的手臂上。

2 右手手掌从宝宝的腕关节开始圈绕，揉按至宝宝的肩关节。揉按时，以腕关节用力。

3 再从肩关节回到宝宝的腕关节。

扩胸运动

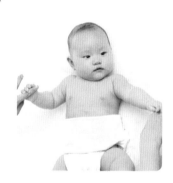
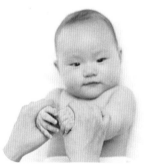
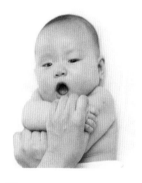

1 宝宝仰卧，双手握住宝宝的手腕部，大拇指放在宝宝的掌心。

2 将宝宝两手臂放在胸前交叉，让宝宝两手臂向外平展与身体呈90度角，掌心向上。

3 使两臂再次放在胸前交叉，以上动作重复两个八拍。

双腿上举运动

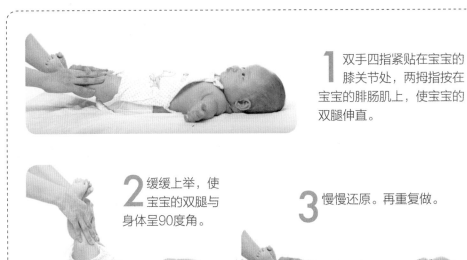

1 双手四指紧贴在宝宝的膝关节处，两拇指按在宝宝的腓肠肌上，使宝宝的双腿伸直。

2 缓缓上举，使宝宝的双腿与身体呈90度角。

3 慢慢还原。再重复做。

足底、足背抚触

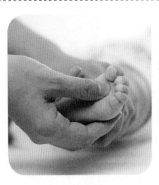

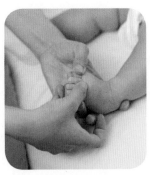

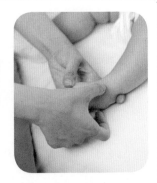

1 宝宝自然仰卧。用左手握住宝宝的踝关节，右手食指指腹在宝宝足底沿顺时针方向按揉一圈。

2 宝宝自然仰卧。将双手四指放在宝宝的脚下，大拇指放在宝宝的脚面上。

3 双手拇指横放，从下向上画圈揉搓宝宝的脚背。

大人放松宝宝疯玩的益智亲子游戏

看黑白图卡，刺激宝宝的视力和记忆力

关键能力培养

刺激宝宝的视力和记忆力，训练宝宝对图形、颜色的感知能力，开发宝宝的形象思维能力、空间感知能力。

这样玩游戏

为宝宝准备一些黑白图形，比如黑色的三角形、白色的圆形、黑色的长方形等。让宝宝躺在床上，然后出示不同的图形给宝宝看，每种图形让宝宝看1分钟，同时观察宝宝的反应。

温馨提醒

也可以在宝宝的床头贴上棋盘、拼图、条纹、曲线、同心圆、串珠等几何图形。在宝宝醒来时，让他去看这些令他感兴趣的东西。

黑色的三角形

白色的圆形

黑色的长方形

小手握握，锻炼抓握能力

关键能力培养

训练宝宝手的握持能力，同时培养亲子感情，提高宝宝的人际交往能力。

这样玩游戏

把食指塞到宝宝的手中，使宝宝紧握，并停留片刻。

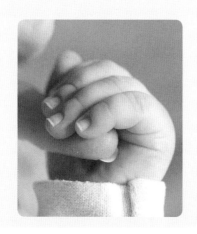

王大夫有话说

新生儿有抓握反射

在宝宝生命的最初几周，他的小手大多会握成一个小拳头，手指伸展开的时间极短。当你用手指触摸宝宝的掌心时，他的小手立即会出现这样的反射——紧握你的手指。

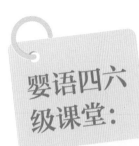

婴语四六级课堂： 读懂宝宝的哭

宝宝只会用哭来表达

宝宝太小，还不会说话，哭是他表达自己的一种独特方式，那新手爸妈知道各种哭声都代表什么意思吗？

类型	含义	表现	对策
健康性啼哭	妈妈，我很健康	健康的哭声抑扬顿挫，不刺耳，声音响亮，节奏感强，没有眼泪流出。不影响饮食、睡眠及玩耍，每次哭的时间较短	如果轻轻地抚摸他，或朝他微笑，或者把他的两只小手放在腹部轻轻摇两下，宝宝就会停止啼哭
饥饿性啼哭	妈妈，我饿了，要吃奶	这样的哭声带有乞求，声音由小变大，很有节奏，不急不缓。当妈妈用手指触碰宝宝面颊时，宝宝会立即转过头来，并有吸吮动作，若把手拿开，不喂哺，宝宝会哭得更厉害	一旦喂奶，哭声就戛然而止。宝宝吃饱后不再哭，还会露出笑容
过饱性啼哭	哎呀，肚子好撑	多发生在喂哺后，哭声尖锐，两腿屈曲乱蹬，溢奶或吐奶。若把宝宝腹部贴着妈妈胸部抱起来，哭声会加剧，甚至呕吐	过饱性啼哭不必哄，哭可加快消化，但要注意溢奶
口渴性啼哭	妈妈，我口渴了，给我点水喝	表情不耐烦，嘴唇干燥，时常伸出舌头舔嘴唇	给宝宝喂水，啼哭即会停止
意向性啼哭	妈妈，抱抱我吧	啼哭时，宝宝头部左右不停地扭动，左顾右盼，带有颤音。妈妈来到宝宝跟前，哭声就会停止，宝宝盯着妈妈，很着急的样子，有哼哼的声音，小嘴唇翘起	抱抱他，但是也不必一哭就抱起来，否则久而久之会养成依赖

类型	含义	表现	对策
尿湿性啼哭	尿湿了，不舒服	强度较轻，无泪，大多在睡醒或吃奶后啼哭。哭的同时，两脚乱蹬	给宝宝换上干净的尿布或纸尿裤，宝宝就不哭了
寒冷性啼哭	衣被太薄，我好冷啊	哭声低沉，有节奏，哭时肢体稍动，小手发凉，嘴唇发紫	为宝宝加衣被，或把宝宝放到暖和的地方
燥热性啼哭	穿盖太多了，好热	大声啼哭，不安，四肢舞动，颈部多汗	为宝宝减少衣被，移至凉爽的地方
困倦性啼哭	好困，但又睡不着	啼哭呈阵发性，一声声不耐烦地哭叫，这就是人们常称的"闹觉"	宝宝闹觉，常因室内人太多，声音嘈杂，空气污浊，过热。让宝宝在安静的房间躺下来，他很快就会停止啼哭，安然入睡
疼痛性啼哭	扎到我了，好痛啊	哭声比较尖锐	要及时检查宝宝的被褥、衣服中有无异物，皮肤有无被蚊虫咬伤
害怕性啼哭	好孤独啊，我有点害怕	哭声突然发作，刺耳，伴有间断性号叫	害怕性啼哭多由于恐惧黑暗、独处、小动物、打针吃药或突如其来的声音等。细心体贴地照顾宝宝，消除宝宝的恐惧心理
便前啼哭	我要拉便便了	宝宝感觉腹部不适，哭声低，两腿乱蹬	及时为宝宝把便
伤感性啼哭	我感到不舒服	哭声持续不断，有眼泪，如没有及时给宝宝洗澡、换衣服，被褥不平整时，宝宝就会伤感地哭	常给宝宝洗澡，勤换衣被，保证宝宝处于舒适的环境中
吸吮性啼哭	吃着不舒服，好着急	多发生在喂水或喂奶3~5分钟后，哭声突然、阵发，往往是因为奶、水过凉或过热，奶嘴孔太小而吸不出奶、水，或奶嘴孔太大致使奶、水太冲而呛着等	检查原因，解决宝宝吃奶、喂水的障碍

问：母乳喂养的新生儿还用喂水吗？

王大夫答：一般情况下，母乳喂养的宝宝，如果母乳充足，在6个月内不必增加任何食物和饮料，包括水。母乳含有宝宝从出生到6月龄所需要的蛋白质、脂肪、乳糖、维生素、水分、铁、磷等营养物质。母乳的主要成分是水，这些水分能够满足宝宝新陈代谢的全部需要，不用额外补水。

问：夜间喂奶需要注意什么？

王大夫答：避免光线过暗，否则妈妈不容易观察宝宝的状态，不容易及时发现宝宝是否溢奶。妈妈容易在困倦状态下喂奶，很容易忽视乳房是否堵住宝宝的鼻孔，应等到清醒一点再喂奶。3个月以前，宝宝夜间吃奶频繁，慢慢随着月龄增长，夜间睡眠时间延长，吃奶次数就少了。

问：新生儿需要枕头吗？

王大夫答：新生儿的颈部还未出现生理弯曲，是不需要用枕头的，但因新生儿胃呈水平位，贲门括约肌发育尚未完善，吃奶后马上平卧很容易发生溢奶、呕吐，甚至误吸呕吐物。为防止新生儿吐奶，可把上半身——头部、颈部、背部一起略垫高约30度，相当于宝宝小拳头的高度即可。需要注意的是，应当把宝宝的肩部、背部和头部都垫起来，而不仅仅是将头部垫高，以免生硬地弯曲宝宝的颈部，导致宝宝呼吸道气流不畅，影响脊柱发育。

问：必须给宝宝戴手套吗？

王大夫答：不用。因为手套主要作用是防止宝宝的指甲挠破脸部，如果宝宝指甲修剪得当，是不存在这种情况的。此外，宝宝戴着手套不利于宝宝双手运动以及感知觉的发展。

2个月宝宝
听到声音会做出反应

2个月宝宝的成长档案

2个月宝宝的发育指标

指标	男宝宝	女宝宝
体重（千克）	4.3~7.1	3.9~6.6
身高（厘米）	54.4~62.4	53~61.1
头围（厘米）	38.9	38.0

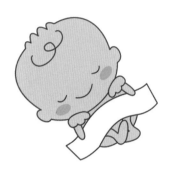

2个月宝宝有哪些本领

1 轻轻拉着宝宝的手腕坐起，与第一个月相比，宝宝的头不会马上前倾，能竖直2～5秒，但很快会垂下去。

2 宝宝直立位及俯卧位时能抬头，俯卧抬头能离开床面30秒。

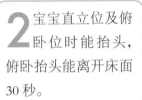

3 用带柄的玩具碰宝宝手时，宝宝能握住玩具柄2～3秒；宝宝发现某种声音会有所反应。

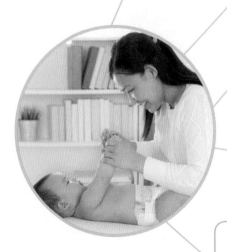

4 对宝宝讲话时，宝宝能集中注意力，还能发音回应。

5 宝宝自己会表示兴奋、苦恼、高兴，并能以吸吮的方式使自己安静下来。

快速生长期，营养要跟上

母乳喂养进入了良性阶段

这个月，宝宝所需要的奶量不断增加，吸吮力增强，已经习惯妈妈的乳头大小，妈妈喂奶的姿势也比较自然了，从这个时候开始进入良性喂奶阶段。

继续按需哺乳的原则

在喂哺宝宝时，不要机械规定喂哺时间，继续按需哺乳。

这个月，宝宝基本可以一次完成吃奶，中间很少休息停歇，吃奶的间隔时间也长了，一般 2.5 ~ 3 小时一次，一天

7 次左右。但并不是所有的宝宝都是如此，有的宝宝 2 小时吃一次也是正常的，4 小时不吃奶也非异常。有的宝宝可能晚上要睡长觉了，但有的宝宝晚上还要吃几次奶，只要继续按需哺乳就好。

不要放弃母乳

2 ~ 3 个月的宝宝仍然是以母乳为最佳食品，不要轻易放弃母乳喂养。乳汁不足的妈妈可以用下面的方法来增奶：

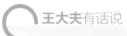
王大夫有话说

妈妈要保护好乳头

这个时候宝宝对周围的事情越来越有兴趣了，有时听到有趣的声响，还没来得及吐出乳头，就迅速将头掉转过去，结果把乳头拽得很长，妈妈就会感到乳头疼痛。因此，妈妈在喂奶时，要注意固定好宝宝的头部，不要让宝宝头部架空，要把宝宝的头放在臂窝里，用前臂稍微挡住后枕部，让宝宝在突然回头时，幅度不至于太大，减少乳头的损伤。

 心理调整 ▶ 妈妈要相信自己有能力喂哺宝宝，要多和宝宝接触，宝宝的皮肤、动作、表情和气味等都是催乳素分泌的促进剂。

 多多吮吸 ▶ 将宝宝放在妈妈身边，一旦需要就给宝宝喂奶，夜间间隔可以稍微长点。另外，还要适当延长每侧乳房的喂奶时间，尽量吃空一侧再吃另一侧。

 食物催乳 ▶ 民间有不少的催乳食疗方，如鲫鱼汤、猪蹄炖花生、酒酿鸡蛋汤、丝瓜排骨汤等，也根据自己的情况尝试。

如何防止混合喂养儿的产生

宝宝的吸吮能力增强，吸吮速度加快，吸吮一次所吸入的乳量也增加了，相应吃奶的时间缩短了，但妈妈不能就此判断奶少了，不够吃了。如果妈妈因此而给宝宝添加配方奶，橡皮奶头孔大、吸吮省力，奶粉比母乳甜，结果宝宝可能会喜欢上奶粉，而不再喜欢母乳了。母乳越刺激奶量就越多，如果每次都有吸不净的奶，就会使乳汁的分泌量逐渐减少，最终造成母乳不足，人为造成混合喂养。

添加配方奶的依据

母乳是否充足，一定要根据宝宝的体重增长情况分析。如果宝宝一周体重增长低于 150 克，有可能是母乳不足，可以尝试添加配方奶。添加配方奶推荐采用补授法，即每次吃奶时首先吃母乳，如吃空两侧乳房后宝宝还不满足，再添配方奶，加奶量根据宝宝需求量酌情添加。

宝石妈 经验谈

宝宝一吃就拉别急着换尿不湿

人们都说，宝宝是直肠子，一吃就拉。宝石在满月后，一段时间也出现了这种情况。刚给宝石换完尿不湿，抱起来吃奶，没吃几口，就听到拉屎的声音。我的经验是，不要急于换尿不湿，否则会打断宝宝吃奶，导致吃奶不成顿，还容易加重溢奶，也相应地增加了护理的负担。所以，应该任其去拉，等到宝宝吃完奶再换。宝宝吃完奶后睡着了，也不要马上换，没睡着的话，可以拍嗝后再换。需要注意的是，这样的宝宝容易发生尿布疹，可以在洗净臀部后，涂抹一些鞣酸软膏，能防止红臀。

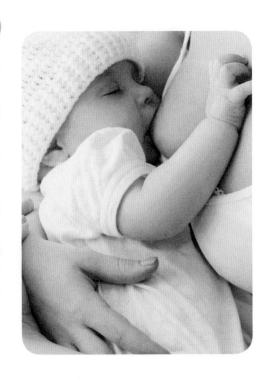

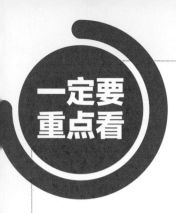
怎样减少宝宝吐奶

大部分婴儿期的吐奶都是因为"胃浅"

婴儿的胃就像开口大、容量浅的水池容易溢水一样，婴儿一旦受到刺激，如哭闹、使劲咳嗽等外力导致腹压增高，就容易把胃内容物挤压出来。

所以，大部分婴儿的吐奶都是因为"胃浅"导致的。

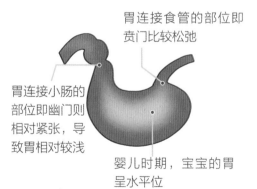

胃连接食管的部位即贲门比较松弛

胃连接小肠的部位即幽门则相对紧张，导致胃相对较浅

婴儿时期，宝宝的胃呈水平位

吐奶前后状态比较好，就是生理性吐奶

宝宝吐奶后，摸一下宝宝的身体，如果不发热而且很健康，吐奶前后也没有痛苦的表情，突然就"呼"地吐了出来。吐过之后，就像什么事也没发生一样，这是生理性吐奶。

吐奶的量有多有少，如果吐奶很多，很快就会饿，在间隔不到 3 小时的时间里，婴儿就会因为想吃奶而哭闹，这时当然可以喂奶。

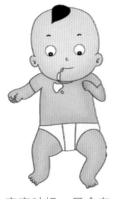
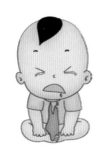

宝宝吐奶：只会有几勺量的奶顺着宝宝的下巴流出来

宝宝呕吐：吐出来的液体很多，同时，宝宝也可能被自己的呕吐吓住，很可能哭起来

抱起喂奶能缓解呕吐

有些妈妈喜欢采取平卧姿势喂奶，这种喂奶姿势是不科学的，容易造成奶汁在宝宝胃里滞留，导致吐奶。

最佳的喂奶姿势是抱起宝宝，让宝宝的身体处于 45 度左右的倾斜状态，这样吸入胃内的奶汁容易进入肠道，能有效降低吐奶的概率。

喂奶速度不宜过快

妈妈喂奶时应适当控制喂奶的速度，给宝宝一定的间歇期，可以让宝宝休息一会儿再接着吃，这样可以避免吐奶。

乳汁流速的控制方法：四指托住乳房，拇指置于乳头上方的乳晕处，减慢乳汁的流出。如乳汁多，压力大，则需以手指在乳晕处加压，以控制流速。

推膻中，改善宝宝吐奶

膻中穴位于上身前正中线上，两乳头连线的中点处。妈妈用拇指桡侧缘从宝宝天突穴向下直推至膻中穴 50～100 次。可利气宽胸，改善宝宝呕吐。

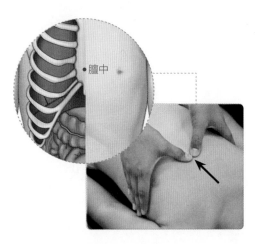

奶嘴的开孔大小适宜，让奶汁充满奶嘴

混合喂养或人工喂养的宝宝用奶瓶吃奶时，要让奶汁充满奶嘴，以免宝宝吸入空气；要确保奶嘴孔大小适宜——当将奶瓶翻转时，如果有几滴奶液流出，随后停止，则表明奶嘴开口大小合适。一个合适的奶嘴能预防宝宝吐奶。

奶嘴按照孔径不同分为小圆孔（S号，适合新生儿用）、中圆孔（M号，适合 2~3 个月宝宝用）、大圆孔（L号，适合 6 个月以上宝宝用）、Y字孔（适合能自我控制吸奶量，喜欢边喝边玩的宝宝使用）和十字孔（适合吸饮果汁、米粉或其他粗颗粒饮品）5 种，不同型号的奶嘴适合不同年龄的宝宝。

旭旭妈经验谈

及时更换被呕吐物污染的衣服、被褥

如果宝宝呕吐了，要及时更换沾染了呕吐物的衣物、被褥等。混入胃酸的奶汁会散发出刺鼻的难闻气味，这些气味对宝宝是不良刺激，也容易诱发呕吐。

王大夫有话说

这些情况需要看医生

如有下列任何一种情况，父母应立即带宝宝到医院就诊：①呕吐伴有发热、精神不振。②呕吐伴有频繁哭闹。③每次吃奶后都会喷射似的吐奶。④头部外伤后发生呕吐。⑤呕吐时间长，没有小便。⑦宝宝有脱水体征。

宝宝湿疹预防及应对

治疗湿疹不可心急

治疗湿疹，妈妈要做好长期作战的准备。因为在婴儿期湿疹很容易反复，尤其是有过敏家族史的宝宝。

有效的预防措施

1 宝宝的贴身衣物最好选择松软宽大的棉织品或细软布料，不要穿得太多。

2 保持室内空气新鲜，温度适宜。

3 避免使用洗发露和沐浴液，用清水洗头洗澡。

出现湿疹了，如何应对

1 如果宝宝只是头面颊、口周出现少许湿疹，可以不去处理。

2 如果湿疹较重，则需要用激素类软膏，待皮损减轻后逐渐停用。

3 渐退的痂皮不可强行剥脱，待其自然痊愈，或者可用棉签浸食用油涂抹，待油浸透痂皮，用棉签轻轻擦洗。

王大夫有话说

湿疹宝宝用药指导

不是任何时候都可以把所有标有治疗湿疹的霜或膏给孩子使用。

尤其是湿疹出现了皮肤破溃，特别是渗液阶段，很容易引发皮肤感染，这时一定要在医生的指导下用药。

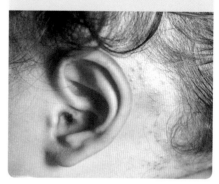

夜间护理有讲究

宝宝夜间可能遇到的问题和解决办法

·饿了，渴了——需要给宝宝喂奶或喂水。

·大小便了——及时换尿布或纸尿裤。

·过冷或过热——增减衣物。

·衣服不舒服——调整衣服的松紧，抚平皱褶。

·被蚊虫叮咬了——抹点止痒水，帮宝宝按摩皮肤，安抚宝宝。

·突发疾病——查看宝宝体征，处理紧急情况。

夜里，宝宝哭了，判断是哪种问题，完全靠妈妈的细心程度。晚上如果喝奶少，可能是饿了；小嘴不停舔嘴唇，可能是渴了；摸摸尿布或纸尿裤，感觉很重，应该是尿了，闻起来臭臭的，就是拉了；摸摸脑袋，出汗多了，是热了，或者老蹬小被子，就需要及时增减衣物；不停挠一个部位，就要看看是不是被蚊虫叮咬了。如果排除以上，还是哭不停，就要考虑是不是生病了。

夜间护理要做哪些准备

环境调适

睡前开窗通风 30 分钟，睡觉时最好将窗户关起来，如果开窗睡觉，别让宝宝睡在风口，避免穿堂风。

别让宝宝裸睡。天冷时，可以给宝宝穿透气性好的睡衣或使用睡袋；天热时，可以穿兜肚，或用薄单盖住宝宝的肚子。

夜间护理用品

哺乳用品：如果是母乳喂养，只要准备擦拭乳房的干净毛巾；人工喂养需要准备消过毒的奶瓶、奶粉等哺乳用品，并将它们放在方便取拿的地方。

衣物：晚上宝宝睡觉，最好穿纸尿裤，这样小便时就不用每次都起来，可以中间更换一次。如果宝宝晚上拉臭臭，就要起来清洗屁屁、换纸尿裤。

安抚用品：如果宝宝很依赖安抚奶嘴等，爸妈就应该把安抚奶嘴放在离床边不远的地方，以便安抚半夜醒来的宝宝，让宝宝尽快再次入睡。

给宝宝来个空气浴，提高抵抗力

空气浴提高宝宝的抵抗力

满月后，爸妈就应尝试带宝宝到户外进行空气浴和日光浴了，能让宝宝接触到更多的新鲜空气和阳光，提高宝宝对外界的适应能力和对疾病的抵抗力。在户外活动时，宝宝能接触到各种人和事，增加感官所受到的外界刺激，促进宝宝的听觉和视觉等的发展。

空气浴的次数和时间

带宝宝到户外活动应循序渐进。开始时，爸爸妈妈可以每天带宝宝到户外活动1次，待上十几分钟就回来。之后，户外活动的次数和时间可逐渐增加。

夏天，爸爸妈妈最好在上午10点前、下午4点后带宝宝到阴凉处玩耍。冬天，最好在上午10点到下午3点之间带宝宝到阳光充足、背风的地方活动。

外出时要注意什么

1 为避免宝宝生病，尽可能少带宝宝去超市、电影院等人多又封闭的空间，尤其在冬春季呼吸道疾病的高发季节。如果亲朋好友想要抱宝宝，一定要让他先洗手，方可抱宝宝，这样可以减少细菌的侵袭。最好带宝宝远离生病的人，因为宝宝的抵抗力比较弱。

2 带宝宝出门时，应尽量选择宝宝情绪好的时候，帮助激发他的好奇心，有益于培养他的认知感知能力。

3 要给宝宝穿合适的衣物，同时要时刻注意保暖和防晒；夏天戴遮阳帽，注意驱蚊；冬天要包裹好宝宝的头、脚、手，天气较冷时最好额外包一条轻薄的毯子或加一件上衣。

> **旭旭妈**经验谈
>
> ### 注意晒伤补救
>
> 有一次，带旭旭出去玩，太阳太毒了，胳膊有点晒伤。我找了点芦荟汁涂抹了一下，效果挺好的。还可以用冰水、冰块、冰牛奶冷敷宝宝晒伤的地方，每次敷20分钟，每隔2~3小时敷一次，直到红肿消退。

如何保护好宝宝的囟门

宝宝的前囟门和后囟门在哪里

宝宝的头顶部，有一个柔软的、有时能看到跳动的地方，就是囟门。刚出生时，颅骨尚未发育完全，有一点缝隙，在头顶和枕后有两个没有颅骨覆盖的区域，就是我们通常所说的前囟门和后囟门。

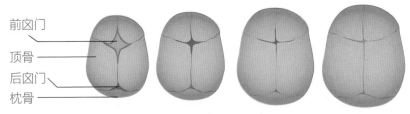

前囟门
顶骨
后囟门
枕骨

囟门闭合的过程

囟门什么时候闭合

宝宝出生时，前囟门大小约为1.5厘米×2厘米，平坦或稍有凹陷；宝宝1.5~2岁时，前囟门完全闭合。后囟门性子比较急，在宝宝1~2个月时闭合。

囟门是反映身体健康的窗口

囟门异常	可能发生的疾病
囟门鼓起	可能是颅内感染、颅内肿瘤或积血积液等
囟门凹陷	多见于因腹泻等原因脱水的宝宝，或者营养不良、消瘦的宝宝
囟门早闭	指前囟门提前闭合。此时必须测量宝宝的头围，如果低于正常值，可能是脑发育不良
囟门迟闭	指宝宝2岁后前囟门仍未闭合，多见于佝偻病、呆小病等
囟门过大	可能是先天性脑积水或者佝偻病
囟门过小	很可能是小头畸形

剃锅铲头，保护囟门

给宝宝剃头时，即使剃光头，也最好留一簇头发在囟门处，这种锅铲头可不是为了凸显造型，主要是为了保护囟门少受伤害。

洗澡时，做好囟门的清洁

建议在给宝宝洗澡时，用手指蘸温水平置在囟门处轻轻揉洗，不要强力按压或强力抓挠，更不要用利器乱刮。

如果宝宝的囟门处头皮缺乏护理和清洗，污垢堆积，硬生生憋出一个脂溢型湿疹，可愁坏爸妈了。此时，可以将囟门用温水湿润浸透2~3小时，

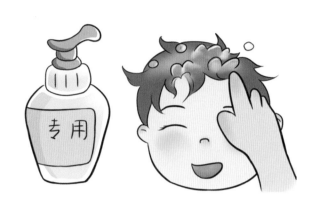

等待污垢慢慢变软；然后用棉球蘸点食用油按照宝宝头发的生长方向擦掉。

不小心擦破了头皮，可以用酒精棉球消毒，以防感染。手法要轻柔，一次洗不净没关系，可以下次再洗。

戴好帽子保护囟门

宝宝外出时，最好戴上帽子。夏季外出戴上遮阳帽；冬天外出戴上较厚的帽子，在保护囟门的同时又减少了热量的散失。此外，注意别让剪刀、铅笔等伤到囟门。

误区：触摸前囟门会变哑巴

不少人认为，"前囟门是宝宝的命门，不能触摸，触摸了，宝宝会变成哑巴。"这种说法是不科学的。但前囟门没有颅骨，要注意保护，不要随意触摸宝宝的前囟门，更不能用硬的东西磕碰前囟门。

宝宝睡觉时需要注意的事儿

睡自己的婴儿床

宝宝最好有自己的婴儿床，以木床为宜，以保证宝宝脊柱、骨骼的正常发育。一般床高约 80 厘米，长约 120 厘米，宽约 75 厘米（可以用到 5 岁左右）。床的四周应有床栏，两侧可以放下，栏杆之间的距离不要过大，也不要过小，以防夹住宝宝的头和脚。床栏的高度为 70 厘米左右，宝宝站立时肩部要在栏下，床的四周都要为圆角，无凸出部分。

婴儿床可以紧挨着父母的床、墙或放在离墙 50 厘米左右的地方，以防宝宝跌落后夹在墙壁和床之间而发生窒息。

出生 3 个月内的宝宝不用睡枕头

刚出生的宝宝一般不需要使用枕头，刚出生的宝宝平躺睡觉时，背和后脑勺在同一平面上，颈、背部肌肉自然松弛，加上婴儿头大，几乎与肩同宽，侧卧时头与身体也在同一平面上，因此可以不用枕头。

宝宝睡觉时，家人不需要蹑手蹑脚

当宝宝睡觉时，有些妈妈会要求家人走路蹑手蹑脚，不能发出任何声响，怕打扰宝宝睡觉。实际上，宝宝在睡觉时，只要适当放小音量就行，保持一定的生活声音是可以的。因为

旭旭妈 经验谈

宝宝睡你就睡

坐月子期间，我有了很多新任务，如喂奶、换尿布、哄宝宝睡觉等，疼痛加上照顾宝宝，晚上很难睡一个完整的觉，这让我时常感到疲惫。后来，我慢慢摸清了孩子的生活规律，调整自己的休息时间，当孩子睡觉的时候，我也躺下休息。当他醒了，我也又容光焕发了。

宝石妈 经验谈

适当引导大宝为小宝创造合适的睡觉环境

当小宝要睡觉时，妈妈要适当引导大宝保持安静的环境，虽然不需要静音，但也不要大声说话、嬉笑，让电视音量过大等，顺便激发大宝对小宝的照顾之心。

如果宝宝养成必须在完全安静的环境下才能睡觉的习惯，会让其睡觉不踏实，有点轻微响动就会惊醒，不利于提高宝宝的睡眠质量。

睡梦中不要一哭就抱

有些宝宝会在睡梦中突然哭起来，这时不要立马抱起宝宝，父母可以反应慢半拍，让宝宝自己去适应，或是采取以下方法让宝宝安然入睡：

1 用手轻轻抚摸宝宝的头部，一边抚摸一边发出单调、低弱的"哦哦"声。

2 将宝宝的手臂放在胸前，保持在子宫内的姿势，也能让宝宝产生安全感，很快就能入睡。

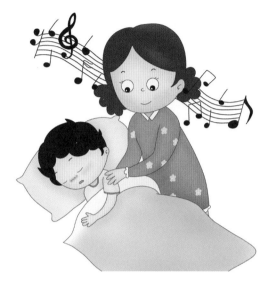

哼点音乐、唱点儿歌，妈妈轻柔的声音让宝宝睡得更香甜。

不宜摇晃哄睡

一些宝宝哭闹不停，妈妈就会抱着摇晃着宝宝让其入睡。其实，这种做法是不对的，因为过分摇晃会让宝宝大脑受到一定的震动，影响脑部的发育，严重的会使尚未发育完善的大脑与较硬的颅骨相撞，造成颅内出血。所以不宜摇晃哄睡，特别是10个月以内的宝宝。

不要让宝宝含着乳头睡觉

宝宝正处于快速生长期，很容易出现饿的情况，所以夜间会吃两三次奶。但需注意不能让宝宝含着乳头睡觉，否则既会影响宝宝睡眠，难以让宝宝养成良好的吃奶习惯，还容易造成窒息。此外，还会导致妈妈乳头皲裂。

为宝宝塑造漂亮的头形，前3个月最合适

前3个月是塑造宝宝头形的关键期

很多宝宝在刚出生时，头形都有点偏、有些轻微的不对称，特别是顺产的宝宝。这是因为分娩经过产道受到了一定的挤压，导致头形有点偏。加上宝宝睡觉如果都是同一个姿势，也容易导致宝宝的头形不对称。

在前3个月，宝宝的囟门尚未闭合，头形相对来说还没有定型，宝宝的不良头形还可以得以矫正。当囟门闭合后，头形就很难再有所改变了。

尽量让宝宝多趴着，提高颈部力量

宝宝刚出生时，头颈是软的，完全没有控制力量。别看这小小的趴，能增强宝宝的颈部力量，宝宝的头部可以自由转动，视野也变宽了，还可降低发生偏头的概率。

当宝宝精神状态好的时候，在家人的看护下让他趴一趴。宝宝刚开始趴的时候，一次可能只有几秒钟，2~3个月时，宝宝就可以很好地昂起头趴在床上了。不过，趴着虽然对宝宝好处多多，但也别强迫训练，应该让宝宝自己掌控每次趴的时间。

如何检查宝宝的头形

爸爸妈妈在家要经常检查宝宝的头形，问题发现得越早，就越容易矫正。最简单的检查方法，就是从上往下看宝宝的头形，用这种方法很容易看出宝宝的头形是否对称、是否圆润。

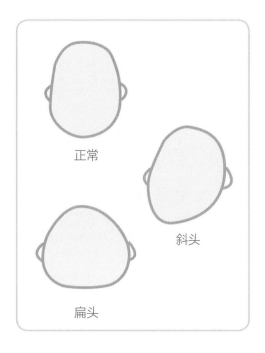

正常

斜头

扁头

鼓励宝宝侧向平时用得少的那边

旭旭睡觉时喜欢右侧，我就有意识多用左手抱他。旭旭被抱着时喜欢和大人玩，我就尽量从左边逗他玩，他自然更有动力转向原本不喜欢的那边。旭旭醒着时，我和他爸爸会让他侧卧在不喜欢的那边，逗他玩。喂奶和换尿布时，我们也注意经常换边。总之，就是利用一切机会，让宝宝的头部多侧向他平时用得少的那边。

试试给宝宝换个睡觉方位

小宝宝一天中的大部分时间都在睡觉，要抓住他们睡觉的机会调整头部的位置，也可以轮换睡床头、床尾，或者变换婴儿床的位置。此外，也可以试试改变房间里面张贴画或玩具的位置，鼓励宝宝转头看不同的方向。

醒着的时候多抱抱

宝宝睡偏头，跟长时间一个姿势躺着有很大关系。所以，当宝宝醒来时，爸爸妈妈不妨多抱抱宝宝，竖抱、左右手换着抱等，让宝宝的后脑勺不会总是受压状态。

如有斜颈，尝试颈部拉伸和按摩

导致宝宝偏头还有一个更深层次的原因就是颈部肌肉僵硬或斜颈，即宝宝的一边颈部肌肉僵硬，因此无法让头部转向这边。宝宝是否颈部肌肉僵硬或斜颈，最好找专业医师确认。如确认，应对的最好方法就是拉伸和按摩。当宝宝醒着时，让他平躺，用手轻轻将宝宝头颈向用得少的那边转过去，然后用手压住停留几秒。注意手法要轻，如果宝宝哭了就要马上停止。为了让宝宝配合，可以一边转头，一边对宝宝唱歌或讲故事等来分散注意力。这些应当在专业医生的指导下进行。如果斜颈情况较严重，还需通过手术等矫治。

王大夫有话说

定型枕作用不大

用定型枕来预防或纠正偏头，作用有限，有时会增加宝宝睡眠窒息的风险。偏头常见于小月龄的宝宝，尤其是4个月还不能自如翻身的宝宝，较软的枕头很容易堵住宝宝的鼻子，造成睡眠窒息。

对于偏头的宝宝，只要锻炼宝宝对头部的控制，注意调整宝宝的睡觉姿势和抱宝宝的姿势，并进行颈部的适当按摩，就能得到矫正。

如何安抚大宝的情绪

尽量挤时间和大宝单独相处

在和大宝单独相处时，可以玩一些游戏，也可以读一会儿书，或者讲个小故事，不需要花费太多时间，重要的是让大宝依偎在妈妈怀里，觉得妈妈心里还有他。

偶尔"抱怨"一下小宝

当小宝一直哭时，妈妈可以对大宝说："哎！真是好烦人，如果他能像你那样乖，那该有多好呀！"等哄小宝睡着后，妈妈还可以向大宝"寻求安慰"："好累啊，你知道妈妈一天要给弟弟换多少次尿布吗？我自己都数不过来。"

让大宝知道父母永远爱他

作为两个宝宝的父母，最需要做的一点就是要让大宝知道，不管怎么样，爸妈都永远爱他，永远在他身边，这份爱不会因为弟弟或妹妹的到来而减少，他原来享受到的爱和温暖并不会改变，他的生活只会越来越丰富多彩。而新来的小宝，就是父母送给他的最好的"礼物"。

让大宝明白有弟弟妹妹的好处

父母要多跟大宝沟通有弟弟妹妹的好处，要告诉大宝："在这个世界上又多了一个爱你的人。""小宝长大以后就会和你一起玩耍，走到哪里都会像跟屁虫一样跟着你，而且不会像其他宝宝需要提前预约与他们玩的时间。""以后，弟弟妹妹有不懂的问题，你就可以当小老师了，这会让你非常有成就感。"

宝石妈经验谈

让大宝逐渐参与到照顾小宝的过程中

宝石出生后，我就有意识让姐姐适当帮忙，如拿湿巾、洗澡用的毛巾、护臀霜等。姐姐参与到照顾小宝的日常琐事中，她就会慢慢体会到照顾人的乐趣，也就慢慢接受了宝石。姐弟俩关系特别好，宝石会说话后，整天"姐姐、姐姐"地喊，黏着姐姐玩儿。但有一点需要注意，不要强迫大宝做他/她不愿意做的事情，以免大宝有抵触情绪。

感觉统合训练，让宝宝一生受益

什么是感觉统合

人们之所以可以感知这个世界，正是因为大脑可以接收到这个世界丰富多彩的信息。通过眼睛，人们看到了色彩斑斓；通过耳朵，人们听到了大自然动人的声音；通过鼻子，人们闻到了妈妈做的饭菜香；通过舌头，人们品尝到了口齿留香的美味；通过前庭，人们掌握了平衡；通过皮肤，人们感触到冷热痒痛。

人们的眼睛、耳朵、鼻子、舌头、前庭和皮肤都是接受外界信息的器官，接收到的信息通过这些器官内的神经组织传递给了大脑，然后各种画面、声音、味道、感觉才会在大脑中被感知到，接着会进一步指挥人们的身体：如走在平衡木上会不由自主地张开双臂；吃到酸的食物会开始分泌唾液等。

所谓感觉统合（简称感统），就是将人体器官的各部分感觉信息组合起来，经大脑统合作用，然后做出反应。简单来说，就是人们对外界信息的接受、处理、输出的过程，感觉统合是一个正常大脑必备的功能。

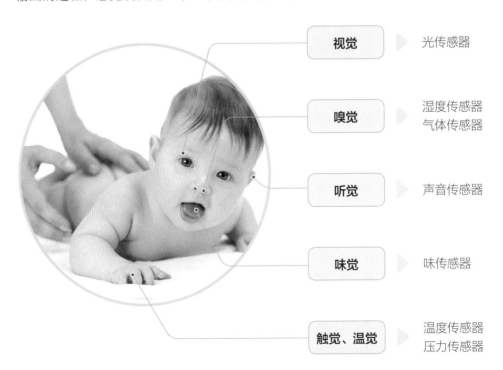

视觉 ▶ 光传感器

嗅觉 ▶ 湿度传感器 气体传感器

听觉 ▶ 声音传感器

味觉 ▶ 味传感器

触觉、温觉 ▶ 温度传感器 压力传感器

感觉统合失调有哪些表现

感觉统合失调的宝宝，会对普通宝宝觉得正常的外界刺激产生比较极端的反应，如不喜欢被接触（触觉失调），听到一点点声音就被吓到（听觉失调），看到车水马龙的马路就会立马睡着（视觉失调）等。长大一点，会出现多动、注意力不集中、手眼不协调、平衡感较差、语言表达能力较差、容易紧张、害怕陌生环境等现象。

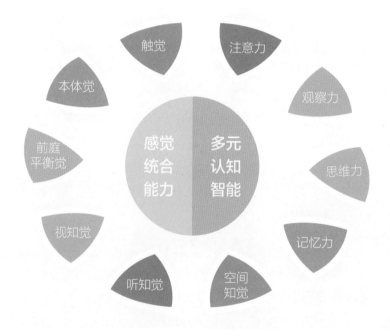

新生儿，要特别注意刺激触觉、嗅觉

新生儿会利用吸奶、鼻子摩擦、依偎在妈妈身边等各种瞬间，来和妈妈保持联系。过来人有这样的经验："当宝宝哭闹不愿意睡觉时，闻闻妈妈衣服的味道，一会儿就可以安眠。"从某种角度说，这是有一定道理的，触觉在建立宝宝基本的依恋关系和安全感上是非常重要的。所以，要多抱抱宝宝，尤其是肌肤接触，让宝宝成为充满爱与信心的人。

新生儿有时候会手舞足蹈，这也是在发展本体感，即知道自己的身体在哪里，而这些触觉和本体感的早期输入会不断刺激大脑。

因此，多做身体接触，多对着宝宝说话，让宝宝看清人脸，多播放古典音乐和童谣等，都是比较好的良性刺激。

2~6 个月的宝宝，通过抓、尝等来认识世界

宝宝经常想抬头、翻身、用手臂撑起甚至有些宝宝想要坐起来。这些都说明宝宝的前庭觉（平衡感）- 本体觉 - 视觉的能力已经开始整合。

这个阶段也是宝宝的手部感觉发展的敏感期，他会不停地抓弄物品、吃手、转移物品等，在无形中调整着自己的姿势。而触觉和视觉的结合为以后手眼协调能力的发展奠基。因此，在这个阶段，宝宝喜欢把玩具放在嘴里吃，爸妈最好别阻止。

宝石妈经验谈

通过看黑白图片、绘本来刺激视觉

宝石刚出生时，我们就买了黑白卡片来刺激他。再大一点，我和他爸爸将各种各样的绘本读给宝宝听，既能增进亲子感情，也能促进宝宝视觉和认知的发展。现在的宝石，爱好阅读，活泼开朗。

7~12 个月的宝宝，允许好动，鼓励自主进食

宝宝慢慢地会翻滚、会爬行、会扶走了，虽然看起来每个动作还算不上熟练，甚至经常摔跟头，但这代表着宝宝的前庭觉、本体觉和视觉的整合将更加复杂与紧密。这些移动扩大了宝宝的活动范围，使各种感觉刺激更加复合和复杂，因此，要允许宝宝的"好动"。

这个阶段，宝宝要学习自主进食了。自主进食对这个阶段的宝宝来说，其实需要嘴唇、下巴和口腔内感觉的整合，才能产生适当的咀嚼和吞咽食物的口腔动作，味觉和嗅觉也在其中发挥着重要的作用。

1~3 岁的宝宝，鼓励宝宝模仿和探索

这个时期，宝宝很喜欢模仿大人，其实这是增加他们的"动作记忆库"。而且通过模仿学习到的动作，又会带来新的感觉体验。如果宝宝认知落后，在这个阶段就会比普通宝宝的动作变化更少、更呆板。

这个阶段的宝宝也开始有了动作设计能力，如拿起遥控器做打电话等动作。自我概念的发展也往往是在这个时期，他们更喜欢开始自我探索，而不是依赖大人划定的范围。

大人放松宝宝疯玩的益智亲子游戏

抬头训练，扩大视觉范围

关键能力培养

锻炼宝宝的颈部肌肉，开阔视野，扩大视觉范围，促进宝宝的智力发育。

这样玩游戏

让宝宝自己俯卧在床上，两臂屈肘于胸前，妈妈在宝宝的一侧逗引其抬头。

温馨提醒

刚开始每次做30秒，慢慢根据训练情况逐渐延长至3分钟左右。

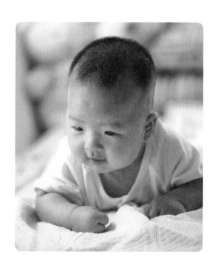

摇拨浪鼓，锻炼手眼协调能力

关键能力培养

锻炼宝宝的抓握能力和观察力，对宝宝的手眼协调、视觉能力也大有裨益。

这样玩游戏

妈妈手摇拨浪鼓吸引宝宝的注意力，当宝宝张开小手时，妈妈把拨浪鼓柄放到宝宝的小手中，鼓励宝宝抓握。当宝宝握住玩具时，妈妈可以这样说："宝宝抓到喽，宝宝真棒！"

温馨提醒

拨浪鼓能发出富于变化的响声，吸引宝宝的注意力。妈妈要时常检查拨浪鼓两旁的弹丸是否牢固，防止其因不牢固而掉落，出现被宝宝吞食的情况。

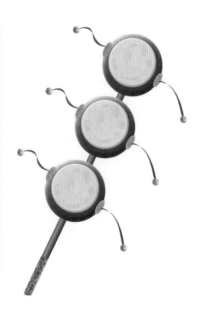

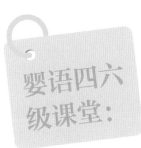
吃手、红屁股

吃手是我最喜欢的

宝宝自述

刚出生，我能挥动整个手臂，现在，我已经能将整个拳头准确地放进嘴里了。可妈妈说影响出牙，一看到我吃手就要拿开我的小手。实际上，只要当我把手放进嘴里，我的心情就会平静下来。

婴语解析

不少家长认为吃手是一种坏习惯，其实，吃手是宝宝生长发育过程中的一种正常现象。刚满月的宝宝是把整个拳头放进自己的嘴里吸吮，再大一些就开始吸吮自己的手指。这些从侧面反映了宝宝的手指功能开始分化，具备了初步的手眼协调能力。吃手还能让宝宝感到安全，释放紧张和沮丧的情绪。

> **王大夫解析**
>
> 吃手这种简单的动作需要4种反射行为协调配合：手臂弯曲→放松运动肌群伸出指头→搜寻并将手伸至小嘴里→开始吸吮。当出现这种现象时，第一种情况可能是宝宝饿了，以吃手作为抑制饥饿的方法；第二种情况是通过吃手寻求一种心理安慰。

红屁股了，不舒服

宝宝自述

我才8周，粉粉嫩嫩的小屁股就出问题了。从出生开始，妈妈就给我用纸尿裤。虽然妈妈换得挺频繁，可是我的皮肤太娇嫩，尿尿多，便便也多，小屁屁还是起了好多红疹子。

婴语解析

现在，很多父母都给宝宝用纸尿裤，如没有定时更换，纸尿裤里的湿气和细菌会使宝宝的小屁股（外生殖器周围、大腿根部和臀部）发红，有时还会长出成片的小斑疹，宝宝又疼又痒，很不舒服。皮肤特别敏感的宝宝，即使纸尿裤更换频繁，也可能会出现红屁股。

> **王大夫解析**
>
> 治疗红屁股最好的方法就是勤换尿布或纸尿裤，让宝宝的臀部保持干爽。如天气够温暖，就拿掉尿布或纸尿裤，让宝宝的臀部在太阳下晾一会儿。每次换尿布或纸尿裤前应用温水和棉布给宝宝清洗，抹上护臀霜。红屁股一般在3~4天消退，如持续不退，且有扩大或恶化的迹象，就要咨询医生了。

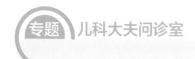

问：宝宝爱用手抓脸，是不是哪里不舒服？

王大夫答：快2个月的宝宝，会用手抓脸，是很正常的现象。宝宝小脑尚未发育完善，还不能灵活控制四肢，所以小手才会乱动乱抓。如果宝宝的指甲过长，很容易把脸抓出一道道红印。妈妈应经常给宝宝剪指甲，剪完再轻轻磨一下，让指甲变圆钝。最好在宝宝睡觉的时候用婴儿专用指甲刀剪，注意别剪到宝宝娇嫩的肌肤。

问：怎样给宝宝清理眼屎？

王大夫答：宝宝在1~2个月时眼睛容易长眼屎，而且许多宝宝由于生理原因，会倒长睫毛，使眼睛受刺激，眼屎会更多。在洗完澡后或眼屎多时，可用脱脂棉蘸点水，由内眼角往眼梢方向轻轻擦，但别划着巩膜、眼球。需要注意的是，如眼屎太多，擦不干净，或出现眼白充血等异常情况时，应到医院检查，看有无异常情况。

问：我家宝宝的头发长得很快，显得乱蓬蓬的，应怎样理发？

王大夫答：刚出生1~2个月的宝宝，头发一般长得慢，有的宝宝头发好像被磨掉似的，显得光秃秃的；但有的宝宝头发长得很快，显得乱蓬蓬的，就需要将过长的部分剪掉了。最好买一套儿童理发用具，在家帮宝宝理发。

问：睡得很香的宝宝，用叫醒喂奶吗？

王大夫答：这个月宝宝吃奶间隔时间可能会延长，可从2~3小时一次延长到4小时一次。不要因担心宝宝饿坏而叫醒睡得很香的宝宝。睡觉时，宝宝对热量的需要量减少，上一顿吃进去的奶量足以维持宝宝所需的热量。

3个月宝宝
拉着手腕能坐起来

3 个月宝宝的成长档案

3 个月宝宝的发育指标

指标	男宝宝	女宝宝
体重（千克）	5.0~8.0	4.5~7.5
身高（厘米）	57.3~65.5	55.6~64.0
头围（厘米）	40.5	39.5

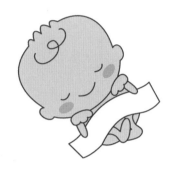

3 个月宝宝有哪些本领

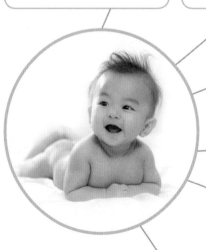

1 宝宝抬头时，下巴能离开桌面 5 ~ 7.5 厘米，角度达 45 度。

2 拉着宝宝的手坐时，头能竖起，但微微有些摇晃，并向前倾。

3 宝宝经常把手放到嘴里吮吸，并喜欢将手中的东西放进口中。

4 宝宝的双手能在胸前互握了；宝宝会选择用身体的某一部分来操纵响铃。

5 抱着宝宝来到桌边，然后把醒目的玩具放在桌子上，宝宝很快就能注意到玩具。

6 宝宝开始咿呀发声，与人交流。

宝宝的食欲好了，知道饥饱了

多数宝宝知道饥饱

此时的宝宝，每天所需的热量是每千克体重110～130千卡。在实际操作中，妈妈会发现，计算宝宝的食量没有必要，因为大部分宝宝都知道饥饱，按照他们的食量喂养即可。

母乳喂养常见问题的预防与处理

问题	预防	处理
乳头疼痛	确保乳头和大部分乳晕全部在宝宝口中；哺乳后要轻轻将乳头从宝宝口中取出；在喂养期间保持乳头干燥	将疼痛侧乳房的乳汁挤出来，并用另一侧乳房喂哺；用特制的护乳霜涂在受损的乳头上，每日2~3次，防止乳头干裂
乳头干裂、哺乳时刺痛	头几天少量多次喂哺	用手挤出乳汁，并用小勺或奶瓶喂宝宝；待裂口愈合后再重新哺乳。也可以用乳头保护器保护乳头
乳房肿胀明显、疼痛，乳晕水肿	多次哺乳以排空乳房；戴合适的胸罩	轻轻向乳头方向按摩，促使乳汁流出，能减轻疼痛；热敷也可减轻疼痛
乳腺管堵塞，乳房表面呈红色硬斑，这可能是胸罩过紧或衣服过紧使乳房肿胀	戴合适的胸罩；在一天的哺乳中采用不同的姿势	多次哺乳，包括用患侧乳房哺乳，以促进乳汁排空
乳腺炎（乳房炎症或感染），这是由于乳腺管堵塞，乳汁向周围组织渗透，引起乳房红肿、疼痛，如不及时治疗，可能会导致脓肿	不要突然停止哺乳，这可能导致乳腺管堵塞肿胀，出现乳腺炎；如决定终止喂哺，可请教医生，并逐渐停止	轻轻按摩炎症部位，并通过热敷促进血液循环，减轻疼痛；用健侧乳房继续哺乳，再将乳汁从患侧乳房中挤出

母乳喂养的间隔应适当延长

由于宝宝胃容量的增加，每次喂奶的量增多，喂奶的间隔时间相对延长，由原来的2~3小时延长到此时的3.5 ~ 4小时。人工喂养的宝宝，每3 ~ 4小时喂奶一次，如夜里睡长觉，就可以减少一次夜奶了。

夜晚哺乳的次数减少

每天哺乳的量逐渐增加，哺乳时间也逐渐有了一定的规律。虽然不能中断晚间的哺乳，但可以慢慢减少哺乳的次数。在宝宝临睡前充分喂饱后，通常晚间哺乳的间隔会延长至5~6小时，从而让宝宝睡得更好，有利于生长发育，而且也能让妈妈有充足的时间休息。这个时期，宝宝5~6个小时不吃奶没问题，因此不用担心宝宝会饿着。

分清宝宝是想玩耍还是想吃奶

这个月的宝宝醒来的时间更长了，想要人陪着玩，如果妈妈不懂得宝宝的意愿，有的宝宝就会哭。所以当宝宝哭闹的时候，妈妈不要简单认为宝宝饿了，给宝宝喂奶，或者担心自己的奶量不足而随意添加配方奶。

人工喂养的宝宝要增加奶量

此时宝宝的胃口较好，喂奶量从以前的每次120毫升左右可以增加到150毫升以上。每天吃5次的宝宝每次可以喂170~180毫升，每天吃6次的宝宝每次喂150~160毫升。当然，具体喂奶量还要根据宝宝的食量而定。

有的宝宝吃了配方奶后，就不喜欢吸吮乳头了。此时妈妈还是要继续母乳喂养，在每次要喂奶时，先吃母乳，不够的话再补充配方奶，如果减少了对妈妈乳房的吸吮次数，母乳分泌就会逐渐减少。

一定要重点看

到底该不该用安抚奶嘴

安抚奶嘴有哪些好处

满足吸吮需求，防止过度喂养

哄娃神器，宝宝大哭时，一塞秒停；宝宝想睡时，一塞秒睡

戒安抚奶嘴比戒吃手指容易

防止宝宝吃手

预防新生儿睡眠猝死

锻炼宝宝的吸吮能力

安抚奶嘴的弊端

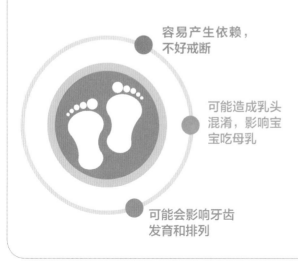

容易产生依赖，不好戒断

可能造成乳头混淆，影响宝宝吃母乳

可能会影响牙齿发育和排列

王大夫有话说

安抚奶嘴要挑宝宝喜欢的

宝宝对安抚奶嘴的大小和形状很挑剔，开始时，可以多给宝宝试用几个不同形状、不同大小的安抚奶嘴，观察宝宝的反应，直到选到满意的为止。如果宝宝已经过于依赖吸吮手指，妈妈可将乳汁涂在安抚奶嘴上，使宝宝喜欢安抚奶嘴，慢慢戒除吸吮手指。

多大的宝宝能用安抚奶嘴

6个月以内的宝宝更需要安抚奶嘴的帮助。当宝宝感到肠胀气、饥饿、疲惫、烦躁或是试图适应那些对他来说新鲜又陌生的环境时，需要特别的安慰和照顾。如果爸爸妈妈已经尝试了喂奶、轻轻晃动、轻拍背部、温柔地抱抱、听美妙的音乐或歌声等，还不能使宝宝平静下来，这时爸爸妈妈就应该考虑使用安抚奶嘴了。

吸吮手指和安抚奶嘴相比，前者对牙齿的影响更严重。安抚奶嘴由盲端奶头和扁片组成，盲端奶头可以预防宝宝吞咽较多的空气，而扁片可以通过反作用力的方式缓解宝宝吸吮造成对牙齿和牙龈的不良影响。

正确使用安抚奶嘴7要点

1 应在宝宝6周之后用，否则可能会干扰宝宝学习正确的乳头含接技巧。

2 安抚奶嘴是爸妈照顾宝宝的辅助品，而不是替代品。

3 安抚奶嘴尽可能用和妈妈乳头形状相似的。

4 在睡前使用，等宝宝进入深睡眠就拿开。

5 及时更换新奶嘴。有裂纹、有小孔以及部件不齐全的安抚奶嘴需要及时更换。最好2个月就换一次，如果宝宝吸吮的力量很大，更换更要频繁。

6 不要在安抚奶嘴上系绳子。过长的绳子有缠绕宝宝颈部或胳膊的危险，导致发生意外。

7 提防宝宝将安抚奶嘴咬掉、咽下，阻塞气管，发生窒息。如果怕宝宝总是咬安抚奶嘴，就要给他准备磨牙的安抚奶嘴。

最好从6个月开始戒

从宝宝6个月开始，就要有意识地减少安抚奶嘴的使用频率。这时候的宝宝开始学习坐、爬等技能，这些不断增长的技能和控制能力，让他们觉得很满足。于是，安抚奶嘴就不那么重要了。很多宝宝即使平时不再用安抚奶嘴了，但睡觉时仍然要用。如果是这种情况，要适当延长安抚奶嘴的使用时间，但最晚不要超过2岁。如果宝宝2岁了，还不能改掉这个习惯，可以采用"强制"的手法，如外出旅游、换居住地等，让安抚奶嘴"突然"消失。虽然头几天宝宝会不适应，但这个过渡不会太难，爸妈不用过分忧虑。

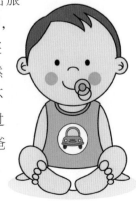

协和妈妈圈分享实用育儿神器

硅胶乳头保护贴
防咬伤、防皲裂

柔软无味的硅胶材质给乳头最佳的呵护，也不影响宝宝顺畅吃奶。乳头保护贴能防止哺乳期乳头皲裂、破溃。适合乳头扁平、短小或内陷的妈妈使用，还能有效防止乳晕的色素沉着。

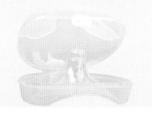

宝宝安全奶瓶
破碎后玻璃碴不伤人

这是一款非常适合宝宝使用的安全奶瓶，这种奶瓶抗破碎性非常好，强度能达到普通玻璃的4倍。即使破碎时，也会分裂成均匀、无锋利口、不易伤人的小颗粒。

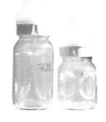

保温餐盘
让宝宝的饭菜不变凉

盘子是空心设计，盘边有可打开的入水口，将温水装入后盛装宝宝的食物，靠水的温度来保持食物的温度。吃饭的时候宝宝即使顽皮好动，吃饭时间长，饭菜也不容易凉。

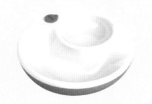

带盖吸盘碗
将碗牢牢吸在桌面上

这种碗底座设计有吸盘，能将碗牢牢地吸附在桌面上，避免了能自己吃饭的宝宝将碗内的食物倾倒。还带有防热手柄和独立的密封盖，便于存储和携带宝宝的食物。

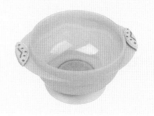

防碎屑围嘴
兜住漏下的食物

这款围嘴柔软舒适，可接住从宝宝嘴里漏下的食物。颈带为柔软的串珠环，并带有可调节按扣。而且只需要用清水冲洗即可。

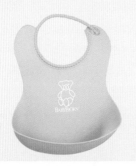

宝宝温感匙羹
食物温度超过 43℃时匙羹会变色

专为宝宝设计，具备感温功能，当食物温度超过 43℃时，匙羹前端部分将由原有颜色变为白色，当食物温度低于 43℃时，匙羹前端部分会逐步恢复到原有颜色。便于妈妈掌握食材温度，给宝宝更多的呵护。

卡通趣味练习筷子
拿在手上不脱落

这种筷子是连体设计，带有插入手指的塑料环，一根筷子带一个能插进宝宝拇指的塑料环，另一根筷子带两个能插进宝宝食指和中指的塑料环，能让宝宝学习正确的拿筷姿势。即使用不好筷子，筷子也不会从小手上脱落。

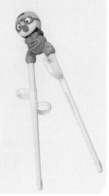

驱蚊手环
让宝宝远离蚊子的骚扰

夏天，很多宝宝外出玩耍时，经常会被蚊虫叮咬。这款驱蚊手环内含香茅草精油、柠檬尤加利精油、薰衣草提取物等纯天然精油成分，可以帮助宝宝避开蚊虫的叮咬，还能安定情绪。

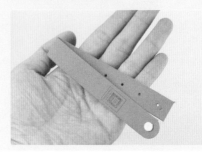

全自动面条机
3 分钟做出无添加剂面条

这种面条机只需加入适量面粉和水，3 分钟就能自动做出没有添加剂的湿面条。机器带有不同的出面嘴，适合宝宝吃的龙须面、通心面等都能轻松制作。节省下来的烹调时间妈妈可以多陪陪宝宝！

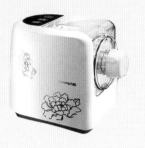

宝宝体温计
可测耳温、额温

如果感觉宝宝发热，可以用这款产品测体温。但是测耳温、额温的时候，要避免耳道有过多的耳垢、额头有过多的汗水，否则会影响测量结果。这款体温计测量更方便、更快捷。

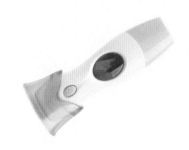

奶嘴式喂药器
防呛、带刻度

这款喂药器可以安全方便地将液体药物喂到宝宝嘴里。药物可以不接触宝宝舌头味蕾直接咽下，避免宝宝将药物含住或者吐出。有茶匙和毫升 2 种刻度单位，喂药更准确、更安全。

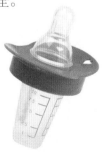

马桶便盆
带有音乐和轮子的便盆

这是一款抽屉式的便盆，造型可爱，颜色鲜艳，还带有儿童音乐。采用环保材质制作，安全无毒，根据人体结构设计，让宝宝坐着更舒适。

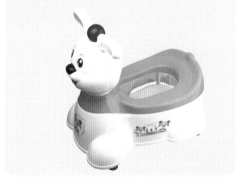

宝宝爱抱睡，一放下就醒怎么办

放下就醒可能是惊跳反射

宝宝通常会有惊跳反射，睡着后往床上放时，如果稍微不注意，就会触动宝宝的惊跳反射，导致他们被吓醒。对于足月、健康的宝宝，如果是惊跳反射导致宝宝放下就醒，可以尝试给宝宝包一个舒适的襁褓。

注意放下时的动作

在放宝宝时，先调整一下两手的位置，以保证放好宝宝后自己容易抽手。放下时，先放宝宝的屁股，屁股碰到床后，顺势换手去接宝宝的脑袋，再将脑袋慢慢放下。刚放下时，可以用手掌按压一下宝宝的手或胸部，帮助宝宝稳定下来。

把握好放下的时机

宝宝刚入睡时，处于浅睡眠阶段，比较容易放下就醒。要解决放下就醒的问题，不要看宝宝一睡着就放下，可以稍微拖久点，等宝宝进入深睡眠后再放下。告诉爸妈一个判断宝宝是否进入深睡眠的方法，即轻轻抬一下宝宝的胳膊，如果发现胳膊软软的，基本上就可以确定他已经进入深睡眠。

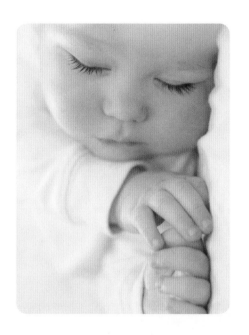

王大夫有话说

睡眠是系统工程，用对方法很关键

·分床睡。从一出生，就应该让宝宝睡自己的小床。刚出生时，抱着睡很省力，但从长远考虑，抱睡会让宝宝产生依赖，给大人不必要的压力。因此，从一开始就应该分床睡，以培养宝宝独立入睡的习惯。

·睡眠安全。床上别放任何毛绒玩具，以免发生睡眠窒息。

·规律作息。很多宝宝的睡眠习惯不好，都是由于父母的随性养育方式造成的。可以用EASY模式（见书第108页）建立规律的作息。

呵护宝宝娇嫩的小屁屁

怎样预防红臀

宝宝大小便次数较多，尤其是母乳喂养的宝宝，有时候每天大便六七次。屁屁一定要呵护好，否则容易出现红臀。可以用下面的方法来预防红臀：

1 及时更换尿布或纸尿裤，避免屁屁长时间受到刺激。

2 如果给宝宝用的是尿布，一定要质地柔软，应用弱碱性肥皂洗涤，并在阳光下曝晒杀毒。

3 纸尿裤要选择品质好、有超强的吸水力、柔软且无刺激性、透气性要好的。

4 大便后，要用清水冲洗一下小屁屁，并用干爽的毛巾沾干水分，让宝宝的臀部在空气中晾一下，待干后再包上尿布或纸尿裤，使皮肤干燥。

红豆妈经验谈

红屁股要每天清洗、抹药

十一的时候，带红豆出去旅游，在外面更换纸尿裤没那么及时，加上天气比较热，红豆就出现了红屁股。回家后，我每天给红豆洗屁股，再用吹风机的凉风把红豆小屁屁吹干，轻轻涂抹一层鞣酸软膏，2周左右，红豆的红屁屁就彻底好了。

出现红臀怎么办

可用护臀霜或鞣酸软膏，使用时注意只用很少一点点。在宝宝的屁股上非常薄地涂抹一层，然后轻轻拍打周围的皮肤帮助吸收。涂抹得过多过厚，容易造成毛孔堵塞，反而会加重红臀。

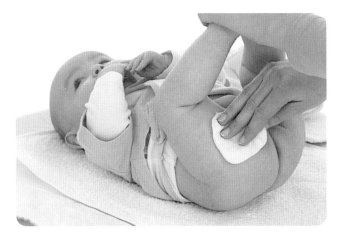

安全座椅关乎宝宝的安全，爸妈一定要较真

按宝宝的年龄和体重来选择

为了更好地保护宝宝，提供舒适的乘坐体验，安全座椅通常分年龄段设计。当然在保证适用的前提下，可以考虑往后的使用要求，达到不浪费的目的。

如果宝宝在 6 个月内，建议选择新生儿专用的安全座椅，6 个月以上一般座椅品牌都有具体的参考体重：

适用体重	相对年龄
10千克以下	1岁以下
9~18千克	1~4岁
15~25千克	3~8岁
22~36千克	8~11岁

安装在主驾驶后方比较安全

主驾驶后方是相对安全的位置，前方有座椅二次保护缓冲。需要注意的是，如果是在路边右侧侧停车，放入或取出宝宝的时候，家长是站在马路中央一侧而不是路边，要注意过往车辆，避免潜在交通安全风险。

别过早让宝宝面朝前坐

1 岁以下的婴儿必须使用朝后的座椅，直到年龄超过 1 岁且体重超过 9 千克。最好能到宝宝 2 岁或达到 16 千克或身高达到要求才反转到向前坐。

当旋转至向前时，要注意：①用安全带，ISOFIX（欧洲标准的汽车儿童安全座椅专用接口）或 LATCH（美国标准的汽车儿童安全座椅专用接口）等固定装置固定好。②调节好背部系带，使其固定住宝宝的肩部，确保背带平铺于宝宝胸部至臀部，没有松动和扭曲。

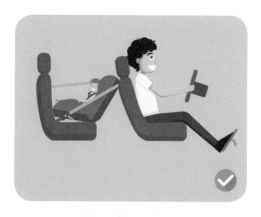

1岁以下的婴儿必须使用朝后安装的安全座椅，妈妈最好也坐在后面，能跟宝宝沟通并保护宝宝。

尽量不选择二手座椅

尽量不要选择二手的安全座椅，因为很难了解其过去的使用情况。这些座椅的有些部件可能已经丢失、损坏，还有可能有塑料老化、长期受压造成裂痕等问题，万一出现交通事故，可能起不到保护的作用。

家长不要擅自改动安全座椅的设计

绝对不要擅自对儿童安全座椅或汽车安全带的设计进行改动，否则容易破坏其整体的安全性，造成不可预料的后果。儿童座椅不能安装在带有安全气囊的汽车前座上，因为在汽车发生碰撞时，弹出的安全气囊会产生相当大的冲击力，对宝宝造成伤害。

0~9个月宝宝，反向安装

在汽车安全座椅侧面塞上浴巾，以避免宝宝低头垂肩地坐在安全座椅中，尽可能使宝宝感到舒适。

如有需要，可以在裆部护带跟宝宝之间塞上一条卷起来的小毛巾或浴巾，避免宝宝的下半身向前滑动过多。

如果宝宝的头部一直向前倾斜，最好再检查一下宝宝的安全座椅。按照使用说明书，将椅子尽量向前倾斜，尽量接近45度角，一般安全座椅都设置内置调节器，可以调整，如果没有，爸妈可将毛巾等物塞到安全座椅底座的前端，使其接近45度角。

9个月~2岁宝宝，要让宝宝有耐心坐下去

这个年龄的宝宝不太老实了，总想从安全座椅里出来。爸妈要知道，这是一个必经的阶段。爸妈要平静而坚定地告诉宝宝，只要汽车在行驶，就必须待在安全座椅中。开车时，最好有个家长在后座陪着宝宝，可以通过跟宝宝交谈或一起唱歌的方法来逗宝宝开心。

2~3岁宝宝，让乘车变成一个学习的过程

跟宝宝讨论车窗外的事物，使乘车变成一个学习的过程。鼓励宝宝给毛绒玩具或洋娃娃系上安全带，并告诉宝宝玩具系上安全带后会更安全。系好的安全带最多有两指宽的空隙，必须要绑得很牢才能保证安全。

大人放松宝宝疯玩的益智亲子游戏

教宝宝翻身，锻炼大动作能力

关键能力培养

让宝宝学会翻身。

这样玩游戏

1. 在宝宝左侧放一个好玩的玩具，再把他的右腿放到左腿上，再将其一只手放在胸腹间，轻托其右边的肩膀，在背后往左推宝宝，宝宝就会向左转。慢慢地，让宝宝自己翻转。

2. 让宝宝仰卧在床上，拿着宝宝感兴趣的玩具分别在两侧逗引，让宝宝自动将身体翻过来。

温馨提醒

在训练宝宝翻身时，应先从仰卧位翻到侧卧位，再回到仰卧位，一天训练2~3次，每次训练2~3分钟。

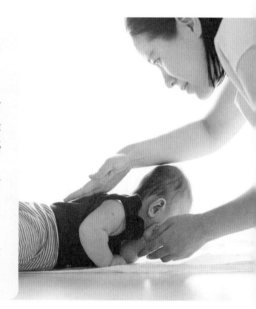

好玩的按压，促进触觉发展

关键能力培养

增强宝宝皮肤的感觉，促进触觉发展。

这样玩游戏

按压宝宝的背部、指关节，让宝宝感受压力的轻重、快慢，先轻后重，先快后慢，一边按压一边说"轻、重、快、慢"，使宝宝将声音与皮肤感觉联系起来，如果说到"重"时开始躲避，说明宝宝懂得了轻重的感觉与声音的联系。

温馨提醒

给宝宝按压时，即使是重的按压，力道也不能太大。

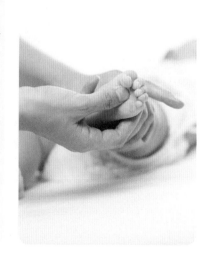

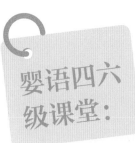

发脾气、流口水

发脾气，不高兴

宝宝自述

妈妈正在给我讲《阿拉丁和神灯》的故事，电话铃声响起来。真讨厌，妈妈一接姥姥的电话就好久。等啊等啊，妈妈还是没反应。最后我只好哇哇大哭起来。妈妈赶紧来看我了。但为什么总是等到我哭，妈妈才来关注我呢？

婴语解析

其实，宝宝并不是一出生就会发脾气的，一开始只是有痛苦的情绪反应，那些让他不愉快的体验会引起他的痛苦。随着月龄增长，不愉快的体验可能有愤怒或伤心。出现这种分化的时间大概在宝宝出生 2 个月以后。

王大夫解析

家长不要一看到宝宝发脾气就认为宝宝不乖，因为发脾气与单纯的因外界刺激引起的痛苦情绪不同，发脾气是和人的预期、期望落空，或者我们平时说的"挫折"相联系的。爸爸妈妈要识别宝宝的愤怒，了解发脾气的原因，通过给宝宝适当帮助、转移注意力、拥抱宝宝等来缓解。

流口水，不会咽

宝宝自述

我 3 个月了，最近我的嘴巴就像打开了的水阀，口水哗哗地流。妈妈很奇怪："现在还不到长牙的时候啊，怎么开始流口水了？"其实，我分泌唾液的能力增强了，但还不知道怎么吞咽！妈妈快点教我吞咽吧。

婴语解析

宝宝到了 3~4 个月，唾液腺分泌增多，但还不会吞咽，就会发生生理性流涎。随着月龄增加，到出牙和添加辅食时口水会明显增多，这是正常的。如在这一时期患口腔炎，宝宝的口水会突然增多，当伴有食欲缺乏或哭闹等，需到医院。

王大夫解析

家长可以当着宝宝的面做吞咽动作，教宝宝怎样咽口水。注意随时为宝宝擦去口水，轻轻拭干即可，以免损伤宝宝的肌肤。给宝宝擦口水的手帕要质地柔软、以棉布为主，而且要经常洗涤。最好给宝宝围上围嘴，以防口水弄脏衣服。

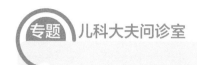

问：夏季，宝宝如何避免"空调病"？

王大夫答：①缩小室内外温差。一般情况下，在气温较高时，可将温差调至6~7℃；气温不太高时，可将温差调至3~5℃。②当室内温度降至舒适的温度后，可将空调的模式从"制冷"变成"保湿"，在这种保湿模式下，宝宝会感觉舒适又不过冷。③注意通风。每4~6小时关闭空调，打开门窗，让空气流通10~20分钟。④添加衣物。在空调房里，适当增加衣物或用毛巾被盖住宝宝腹部和膝关节这两个最容易受冷刺激的地方。⑤定时活动。长期在空调房中，最好定时活动身体。宝宝入睡后最好关闭空调。

问：如何给宝宝喂药？

王大夫答：喂药时不要采取撬嘴、捏紧鼻孔的方法强行灌药，这样更容易造成宝宝的恐惧感，挣扎后很容易呛着。1岁以内的宝宝使用小滴管喂药最适宜。宝宝吃药时，要选择半坐位姿态，轻轻把住宝宝四肢，固定住头部，防止喂药时误吸入气管。

问：宝宝脸上起皮，有什么好的解决办法？

王大夫答：宝宝起皮有可能是湿疹或家中过于干燥。如果是湿疹，可能是捂得太厚引起的，适当减一点衣服会有所改善。另外，宝宝长湿疹，尽量不要勤洗澡，洗澡后要用润肤油或润肤霜。如果是干燥，家中要注意加湿，洗脸用温水，洗后涂抹护肤霜。

问：对没有兴趣吃奶的宝宝，该怎么应对？

王大夫答：实际上，宝宝的个体差异很大，有的宝宝就是吃得少，好像从来不饿，给奶就漫不经心地吃一会儿，不给奶吃，也不哭闹，吃奶的愿望比较小，这样的宝宝，妈妈可缩短喂奶时间，一旦宝宝将乳头吐出来，转过头去，就不要再给宝宝吃了，过两三个小时再给宝宝吃，这样每天摄入奶的总量并不少，足以满足宝宝每天的营养需要。

4 个月宝宝
视野扩大到 180 度

4个月宝宝的成长档案

4个月宝宝的发育指标

指标	男宝宝	女宝宝
体重（千克）	5.6~8.7	5~8.2
身高（厘米）	59.7~68.0	57.8~66.4
头围（厘米）	41.7	40.7

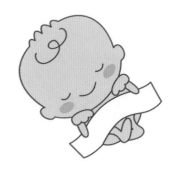

4个月宝宝有哪些本领

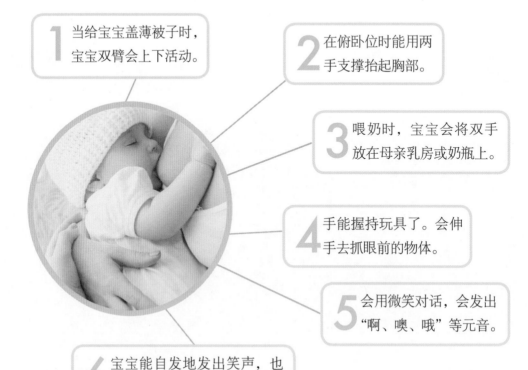

1 当给宝宝盖薄被子时，宝宝双臂会上下活动。

2 在俯卧位时能用两手支撑抬起胸部。

3 喂奶时，宝宝会将双手放在母亲乳房或奶瓶上。

4 手能握持玩具了。会伸手去抓眼前的物体。

5 会用微笑对话，会发出"啊、噢、哦"等元音。

6 宝宝能自发地发出笑声，也会对大人的逗引做出反应。

4~6个月，
可以尝试给宝宝添加辅食了

添加辅食到底是 4 个月还是 6 个月

世界卫生组织提倡0~6个月的宝宝尽量纯母乳喂养，6个月以上的宝宝开始逐渐添加辅食。实际上在中国，很多地方都是4个月以后就开始给宝宝添加辅食，鉴于此，本书也给出了适合4~6个月宝宝辅食添加的选择。请根据宝宝的具体情况，灵活掌握添加辅食的时机、种类等，酌情添加。

宝宝想吃辅食的 5 大信号

每个宝宝的成长水平不一样，家长不能要求宝宝跟其他同龄宝宝完全一样，应细心观察宝宝自己的生长规律，如果宝宝发出了以下信号，则说明可以添加辅食了。

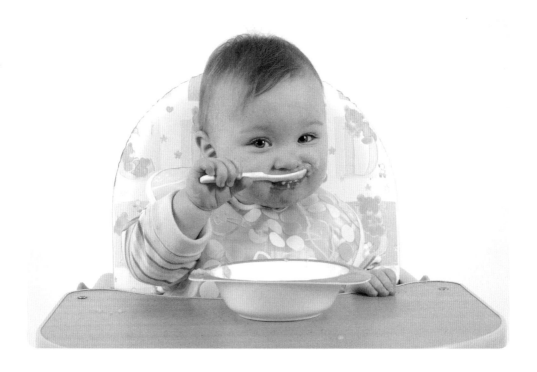

信号1：体重是出生时的2倍

一般来说，宝宝在4月龄时体重是出生时的2倍，而体重增长情况和宝宝消化能力等身体发育指标是密切相关的。体重不达标，说明宝宝的胃肠功能可能也未达标，引入辅食容易引起过敏反应。所以，最好在宝宝体重超过6千克，消化器官和肠功能成熟到一定程度后，再开始添加辅食。

信号2：在大人的帮助下可以坐起来

最初的辅食一般是流质或半流质的，不能躺着喂，否则容易发生呛咳。所以，只有在宝宝能保持坐位的情况下才能添加（最起码在抱着宝宝时，宝宝可以挺起头和脖子，保持上半身的直立）。当宝宝想要食物的时候，会前倾身体，并伸手抓，不想吃的时候身体会向后靠。

信号3：看见大人吃东西，会口水直流

随着消化酶的活跃，在第6个月，宝宝的消化功能逐渐发达，唾液的分泌量会不断增加。这个时期的宝宝会突然对食物感兴趣，看到大人吃东西时，会专注地看，自己也会张嘴或朝着食物倾身。

信号4：放入嘴里的勺子，宝宝不会用舌推出

在宝宝很小的时候，会存在一种"挺舌反射"，也就是会将送入嘴里的东西用舌头推出来，以保护自己不会被异物呛到，防止呼吸困难。挺舌反射一般消失于脖子能挺起的6个月前后，这时用勺子喂食，宝宝会张嘴，不会用舌推掉，顺利地把食物从口腔前部转移到后部，完成吞咽。

信号5：需奶量变大，喝奶时间间隔变短

如果宝宝一天之内能喝掉800~1000毫升配方奶，或至少要喝8~10次母乳（并且吃空两边乳汁后还要喝），则说明在一定程度上，奶中所含的热量已不能满足宝宝的需要，这时就可以考虑添加辅食了。

添加辅食的 7 大基本原则

适时添加

过早给宝宝添加辅食，会导致宝宝腹泻、呕吐，伤及娇嫩的脾胃；过晚添加，会造成宝宝营养不良，甚至拒绝辅食。所以，根据宝宝的身体情况，适时添加辅食非常重要。不建议早于 4 个月或晚于 6 个月。

由一种到多种

宝宝刚开始添加辅食时，要先添加一种食物，等这种食物宝宝习惯后，再添加另一种食物。每一种食物需适应 3 天左右，这样做的好处是，如果宝宝对食物过敏，能及时发现并找出引起过敏的食物。

由稀到稠

辅食添加初期给宝宝吃一些容易消化的、水分较多的流质食物，然后慢慢过渡到各种泥状辅食，最后添加柔软的固体食物。

由少到多

给宝宝添加一种新的食物，必须先从少量开始喂起。无论米粉、蔬菜泥或水果泥，每次仅三四口而已，父母需要比平时更仔细地观察宝宝，如果宝宝没有什么不良反应，再逐渐增加一些。

由细到粗

给宝宝添加辅食时，可以先添加一些糊状、泥状辅食，然后添加末状、碎状、丁状、指状辅食，最后接近成人食物形态。

低糖无盐

0~1 岁宝宝肾脏功能尚未完善，摄入盐分和糖分会加重宝宝肾脏的负担，所以宝宝辅食要清淡，尽量体现食材天然的味道。

心情愉快

给宝宝添加辅食时，应该营造一种安静、舒适的氛围，且有固定的场所和餐具，最好选择宝宝心情愉快的时候添加辅食，这样有利于宝宝接受辅食。如果宝宝身体不适，应该停止喂食，等身体好了再喂。

最好的第一口辅食：婴儿营养米粉

如何选购婴儿营养米粉

选择要点	具体项目
看品牌	应该尽量选择规模较大、产品质量和服务质量较好的企业产品
标签是否完整	按国家标准规定，在外包装上必须标明厂名、厂址、生产日期、保质期、执行标准、商标、配料表、营养成分表及食用方法等项目
营养元素是否全面	看外包装上的营养成分表中营养成分是否全面，含量比例是否合理。营养成分表中除了标明热量、蛋白质、脂肪、碳水化合物等基本营养成分外，还会标注钙、铁、维生素D等营养成分
看色泽和气味	质量好的婴儿米粉应该是白色、均匀一致、有米粉的香气

由于6个月左右的宝宝出生时从母体获得的铁含量已经消耗得差不多了，所以首先应当添加含铁的营养米粉。

米粉怎么冲调比较好

米粉、温水（约70℃）按1：4的比例准备好。将米粉加入餐具中，慢慢倒入温水，边倒边用汤匙轻轻搅拌；搅拌时遇到结块，用汤匙将其挤向碗壁压散。用汤匙将搅拌好的米糊舀起倾倒，呈炼乳状流下为佳，不要太稀。

宝石妈经验谈

宝宝会有一个适应米粉的过程

第一次给宝石喂米粉时，可能是因为之前没有品尝过米粉的味道，他非常警惕，直接把送入口中的米粉顶出来。我是过一天又试了一次，几次之后，宝石就慢慢接受了。

怎么喂给宝宝

将调制好的米糊倒入小碗，接着用婴儿专用小勺舀起半勺米糊，小心地喂给宝宝。注意这是宝宝第一次吃饭，妈妈要面带微笑，用热切的眼神来鼓励他，让宝宝愉快地进餐。

选对辅食添加的时机，事半功倍

选对辅食添加的时间，不仅能让宝宝更容易接受辅食，还能促进其生长发育。那么，到底什么时候给宝宝喂辅食更容易被宝宝接受呢？喂奶前？喂奶后？状态好时？状态不好时？别急，看看下面就知道了。需要注意的是，添加辅食后，宝宝原来的喝奶时间和喝奶次数不要改变，奶的摄入量也不要减少。

宝宝状态好时

吃母乳或配方奶以外的食物对宝宝来说是一种锻炼和挑战。当宝宝出现感冒等疾病、接种疫苗前后或状态不好时，应该避免喂辅食。

在宝宝消化状态良好、吃奶时间也比较有规律时开始喂辅食，成功的概率会比较高。开始喂辅食的第一个月，上午 10 点是喂辅食的最佳时间，这是宝宝吃完一次奶并经过一段时间，吃下一次奶之前，心情比较稳定且感到一丝饿的时候。

两次喂奶间

宝宝在吃完奶后，很有可能拒绝辅食。所以，辅食应在两次吃奶间进行。虽然已经开始添加辅食，但不能忽视授乳，特别在 6 个月时，辅食的摄入量非常少，大部分脂肪还是来自于母乳或配方奶，因此喂完辅食后应用母乳或配方奶喂饱宝宝。

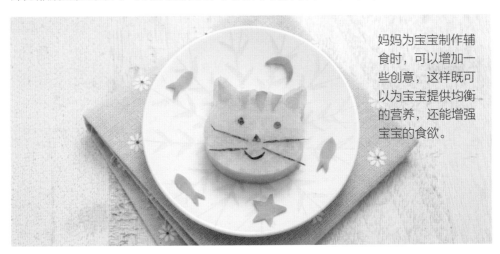

妈妈为宝宝制作辅食时，可以增加一些创意，这样既可以为宝宝提供均衡的营养，还能增强宝宝的食欲。

感冒，好妈妈是宝宝的第一个医生

细菌性感冒与病毒性感冒

根据引起感冒的病原体的不同可将感冒分为病毒性感冒和细菌性感冒。

病毒性感冒	细菌性感冒
一般有普通感冒、流行性感冒和病毒性咽炎等。 病毒性感冒是由呼吸道病毒引起的，其中以冠状病毒和鼻病毒为主要致病病毒，病毒从呼吸道分泌物中排出并传播。 目前，没有药物可以直接杀死感冒病毒，有效方法就是依靠人体自身的免疫系统。	一般有细菌性扁桃体炎等。 主要由金黄色葡萄球菌或者链球菌，还可能是支原体等引起。如果检查结果显示白细胞计数较高，可确定是细菌引起的感冒。 治疗细菌性感冒，需要在医生的指导下用药，必要的时候需要用到抗生素。

宝宝感冒后有哪些表现

潜伏 大多为2~3日或稍久。

轻症 只有鼻部症状，如流清鼻涕、鼻塞、喷嚏等，也可流泪、微咳或咽部不适。可在3~4天内自然痊愈。

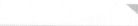

如感染 会涉及鼻咽部，常有发热、咽痛、扁桃体炎及咽后壁淋巴组织充血和增生，有时淋巴结可稍肿大。发热可持续2~3日至1周左右，容易引起呕吐及腹泻。

炎症 如炎症波及鼻窦、中耳、气管或咽部，症状可能会较严重。要注意高热惊厥和急性腹痛，并与其他疾病做鉴别诊断。

重症 体温可达39~40℃，伴有冷感，头痛、全身无力、食欲锐减、睡眠不安等。

喝热饮，减少流鼻涕

一项研究发现，热水对普通感冒和流感症状的积极效果令人惊讶。喝一些略带苦味的热饮也特别有益。宝宝感冒时，建议喝温水和鲜柠檬汁。

室内通风，保持空气新鲜。给宝宝适当多喝些温水，照常喂奶，吃易消化的辅食，不要添加新种类。另外，多睡觉、多休息也有利于感冒恢复。

这些误区很多妈妈都有

误区一：感冒不用吃药

很多父母觉得感冒是小病，会和大人一样，过段时间就自然而然痊愈了。

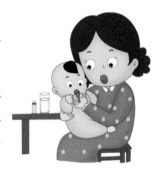

这种想法是错误的，宝宝抵抗力弱，感冒如果不及时治疗的话，很可能会引发一系列并发症，如支气管炎、中耳炎、肺炎等。千万不能掉以轻心，要及时对症治疗。

误区二：使用抗生素才好得快

抗生素的主要作用是抑制或杀死细菌，而 80% 以上的感冒都是由病毒引起的。盲目使用抗生素，不仅不能缩短病程，还会增加细菌耐药性。如果合并细菌感染时，应听从医生的指导应用抗生素。

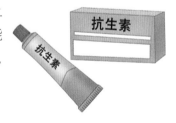

误区三：输液好得快

宝宝一生病，父母会很焦急，希望宝宝快点好，往往会急着带宝宝去医院打针输液。

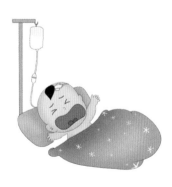

如果宝宝因呕吐、腹泻导致严重脱水，需要通过输液来纠正脱水状况；一般情况可以通过喂奶、喝水补充营养和水分，不必打针输液。如果打针输液是为了用抗生素，那对于普通病毒性感冒来说就更加错误了。即使细菌感染，口服抗生素比打针输液更有优势，因为后者发生不良反应的风险大大增加。

防治鹅口疮，别让宝宝嘴巴长"雪花"

鹅口疮是什么

鹅口疮又称"雪口病"，是婴儿期比较常见的一种口腔炎症，由白色念珠菌感染所引起，多见于营养不良、体质虚弱、慢性腹泻的宝宝。有时也继发或并发于呼吸道、胃肠道病变。诱因有口腔不清洁、较长时间应用抗生素等。

患鹅口疮了，有哪些表现

宝宝患了鹅口疮通常会出现以下症状：

1 口腔内壁充血发红，有大量白雪样的柔软小斑点，不久即可相互融合为白色或乳黄色斑块。

2 严重时宝宝爱啼哭，烦躁不安，胃口不佳，哺喂困难。

如何分辨鹅口疮和奶块

鹅口疮和奶块都是白色的，不太好分辨。其实，区分的方法很简单，找一根小棉签，擦拭白色斑迹，如果很容易擦掉，且擦后口腔黏膜完整光滑，就能判断这是奶块；如果擦不掉，就有可能是鹅口疮。

2 种奶具消毒法，减少附着的白色念珠菌

患了鹅口疮，要注意保持宝宝口腔清洁。奶瓶、奶嘴、宝宝的餐具都应适当消毒，减少附着的白色念珠菌。下面介绍 2 种常见的奶具消毒法。

煮沸消毒法	微波炉消毒法
水要完全淹没奶具，玻璃奶瓶和冷水一起煮沸，水烧开5分钟再放入奶嘴、瓶盖等塑料制品，再煮5分钟关火，自然晾干，尽量不用洗涤剂。	奶瓶加入七成满的水，用保鲜膜包好，将奶嘴、瓶盖放入有水的容器中，用微波炉加热1分钟左右即可。

用药物治疗

确认宝宝患了鹅口疮后，应在医生指导下用制霉菌素甘油进行治疗，每天涂抹口腔3次，最好在两次喂奶中间，务必涂到所有口腔黏膜，不仅限于鹅口疮患处，痊愈后再多涂2~3天。

患鹅口疮，生活上要注意

患鹅口疮期间最好停用安抚奶嘴，或借此期间戒掉该习惯，否则会刺激病灶，使病程延长。

不少爸妈想要早早擦掉感染的白色斑块，用毛巾擦，用棉签搓。不过，即使擦掉白斑，真菌仍然存在，之后还会繁殖。如果用力擦拭，也许会造成出血，引起继发感染。因此，不要着急擦拭白斑，慢慢等药物起效。

涂药后不要立刻喂奶，会影响药效，最好在喂奶的两餐之间涂抹药物。

王大夫有话说

要注意治疗的疗程

大部分宝宝的鹅口疮用药不久就会好转，不少爸妈考虑到药物的毒副作用，擅自停药，这是不对的。虽然白斑没有了，但白色念珠菌尚未完全清除。因此，即便看起来好了，仍需要继续抹药。一般来说，鹅口疮需要7~14天痊愈，或病灶完全消失后2~3天。

远离鹅口疮，注意预防

1 宝宝的奶瓶、奶嘴、碗、勺要专用，每次用完后需消毒。

2 哺乳期的妈妈应注意清洗乳晕、乳头，并且要经常洗澡、换内衣、剪指甲，抱宝宝时先洗手。

3 不要用不洁的布擦洗宝宝的口腔。

4 每次给宝宝喂完奶后，再喂些温水，以冲净口腔内残留的奶汁，防止真菌生长。

5 被褥要经常拆洗、晾晒，洗漱用具要和大人的分开，并定期消毒。

6 进行适当的户外活动，提高抵抗力。

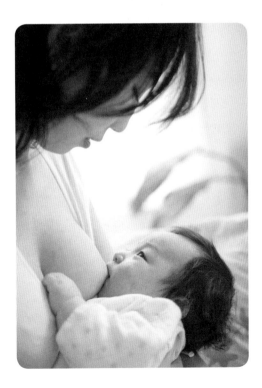

一定要
重点看

"EASY"和"4S"哄睡法帮助宝宝规律作息，一个人也能轻松带娃

EASY 程序育儿法

"EASY"是一组英文词的大写字母缩写：E 是进食 eat，A 是活动 activity，S 是睡觉 sleep，Y 是妈妈自己 you。EASY 程序育儿法，其实就是培养宝宝"吃－玩－睡"这一规律作息节奏。每一轮"吃－玩－睡"就是一个周期。宝宝白天会重复好几轮"EASY"，直到晚上睡觉。

建议一般情况下，3 个月内的宝宝 3 小时一周期，4~8 个月的时候 4 小时一周期，到 9 个月的时候差不多 5 小时一周期。

执行"EASY"，要灵活运用，坚持坚持再坚持

刚开始认真执行的妈妈们，肯定都会盯着作息表。宝宝达到了，开心不已；宝宝没达到，又无比焦虑。要知道，宝宝不是机器人，而且每个宝宝都有自己的特点，没办法完全按照制订的作息表那样精确执行。所以，执行"EASY"时，要规律地安排宝宝的作息，但并不是要求掐表来安排宝宝的作息。

EASY"吃－玩－睡"这个节奏并不难实现，难就难在我们是否可以每天都坚持下来。这就跟培养好习惯一样，"一个习惯的养成需要 21 天"，而宝宝养成规律作息的好习惯，时间可能会更长。

EASY 程序育儿法的核心是这几件事情的顺序，也就是从第一天开始，当宝宝醒来时，先进食，再让他玩一会儿，接下来是睡觉。宝宝睡觉时，妈妈可以享受自己的美好时光。下面介绍一下 3 小时的 EASY 程序。

3 小时 EASY 程序

E：7：00起床喂奶

A：7：30或7:45活动（根据喂奶时间）

S：8：30（1.5小时上午觉）

Y：妈妈自己的时间

E：10：00喂奶

A：10：30或10：45活动

S：11：30（1.5小时午觉）

Y：妈妈自己的时间

E：13：00喂奶

A：13：30或13：45活动

S：14：30（1.5小时下午觉）

Y：妈妈自己的时间

E：16：00喂奶

S：17：00~18：00：小觉（大概40分钟）

E：19：00喂奶（如果宝宝在快速生长期，需要在7点和9点密集喂2次）

A：洗澡

S：19：30睡觉

Y：晚上时间就是妈妈的了

如果宝宝晚上还需要喂夜奶，喂好就让宝宝继续睡，不需要进行EASY。

"4S" 哄睡安抚法

"4S"哄睡安抚法包括睡眠环境布置 seting the stage、裹襁褓 swadding，静坐 sitting，嘘拍 shush-pat method。每次重复同一程序，就是建立睡眠联想条件反射的关键。"4S"哄睡法最好在宝宝出生后就开始实施，越早建立睡眠条件反射效果越好。"4S"哄睡法的具体步骤是：

1. 给宝宝营造一个安静的睡眠环境。

2. 裹襁褓，就是用棉布、毛毯等包裹新生儿，可以增强宝宝的安全感，还能保暖，让宝宝睡得安稳。

3. 静坐，其实就是陪宝宝安静地待会儿，培养他的睡眠情绪。

4. 嘘拍法，就是宝宝安静后，抱着他，在他耳边轻轻地嘘嘘，同时拍他的后背，等到宝宝有点闭眼睛了，就把他放到小床上，再嘘拍一阵，他就睡了。

大人放松宝宝疯玩的益智亲子游戏

鼓励宝宝用前臂支撑

关键能力培养

在做俯卧抬头的基础上，锻炼宝宝用手臂支撑全身的能力。

这样玩游戏

1. 给宝宝穿上宽松的衣服，让宝宝趴在床上，将他的两只胳膊放在胸前，做支撑状。

2. 妈妈站在宝宝面前，先呼唤宝宝或拿一个发音玩具逗宝宝抬头，然后拿着玩具在宝宝面前晃动，引导宝宝用前臂支撑身体。有时宝宝会将胸部抬起，同时高高地抬头。

温馨提醒

宝宝如不能用前臂支撑，妈妈不要太着急，平时多抱抱宝宝，多鼓励并协助宝宝练习，慢慢地宝宝就能用前臂支撑起身体了。

准确抓握玩具

关键能力培养

培养宝宝抓握、触摸和摆弄玩具的兴趣，锻炼宝宝的抓握能力。

这样玩游戏

1. 在桌子上放些积木、毛绒玩具、拨浪鼓等容易抓握的小玩具。

2. 将宝宝抱到桌面上，让他慢慢接近玩具，此时鼓励宝宝伸手去抓玩具。

3. 妈妈也可以抱着宝宝，爸爸拿着玩具在宝宝面前晃动捏响，逗引宝宝伸手去抓，这样效果更好。

温馨提醒

如果宝宝没有主动接近玩具，可摇动玩具或用语言来引导宝宝用手去抓握、触摸、摆弄玩具。

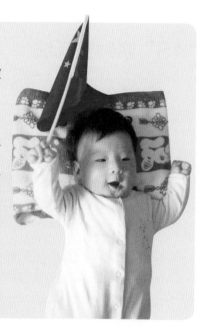

害怕、长痱子

又害怕又紧张又伤心

宝宝自述

我过百天，姑姑给我买了一件礼物——遥控车。可是我不喜欢，它发出"嗡嗡"声，还跑来跑去的，真怕呀！我大声哭，妈妈却一点儿也不懂我的害怕。我觉得又孤独又害怕又伤心又紧张，忍不住哇哇大哭。

婴语解析

害怕是宝宝最早表现的情绪之一，与对危险的认识相关联。宝宝的很多害怕情绪都和"陌生"相关：陌生人、陌生的地方、陌生的东西等。宝宝的害怕也和痛苦、受惊吓的记忆相关联。

> **王大夫解析**
>
> 家长不必对宝宝的害怕情绪感到焦虑，更不要斥责。害怕使宝宝远离不熟悉、不了解或异乎寻常的东西，反而使他们免受伤害。家长应该理解宝宝的害怕，并给予适当、及时的安慰。宝宝害怕的东西，可暂时回避。随着宝宝心智的发育，怕这怕那的现象会越来越少。

长痱子了，好痒

宝宝自述

我家在武汉，夏天很闷热，刚到夏天，我的全身上下都长满了小红疹子，好痒啊！妈妈在奶奶的建议下用金银花给我泡澡，没过几天，痱子就没有了。

婴语解析

痱子是很常见的皮肤炎症，主要是环境温度高、湿度大、汗液蒸发不出来，导致汗腺导管破裂引发炎症。宝宝新陈代谢快，皮肤娇嫩，汗腺发育和通过汗腺蒸发调节体温的功能较差，汗液不易排出和蒸发，容易出痱子。冬天捂得过多也易出痱子。

> **王大夫解析**
>
> 不要给宝宝涂抹太多太厚的痱子粉，这样做反而容易阻塞毛孔，使症状加重。如果宝宝长的是红痱，应保持皮肤清洁，涂痱子水等药物。白痱一般不用做特殊处理。脓痱除了注意皮肤清洁外，还应给予有效的抗感染治疗。如果出现皮肤感染伴有发热，应及时到医院就诊。

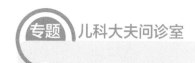

问: 宝宝流口水正常吗？

王大夫答: 小儿流涎，也就是我们常说的流口水，大多属于正常的生理现象。但要警惕以下情况：①伴有发热、流鼻涕，可能是咽喉炎或扁桃体炎。建议给宝宝多喝水，必要时到医院检查。②伴有咽部或口周疱疹，宝宝可能是疱疹病毒感染，口腔很疼，吃奶时会出现吞咽困难，甚至哭闹。建议随时用柔软吸水的纱布擦拭，保持口腔周围干爽清洁，必要时到医院检查。

问: 正好到了预防接种的时间，宝宝生病了，怎么办？

王大夫答: 如果宝宝仅仅是轻微的感冒，体温正常，不需要服用药物，可咨询医生，确定是否可接种疫苗。如果发热，或感冒症状比较严重，要暂缓接种，直到病情好转后一周。

问: 生气时给宝宝喂奶，会对宝宝产生不良影响吗？

王大夫答: 最好不要在生气时喂奶，因为母乳喂养的宝宝容易受妈妈情绪的影响。妈妈如果心情不愉快，可以直接影响下丘脑或肾上腺素分泌过多，致使奶量减少。

问: 宝宝长小牙了，如何避免咬妈妈乳头？

王大夫答: 当宝宝咬乳头时，妈妈马上用手按住宝宝的下颌，宝宝就会松开乳头的。如果宝宝正在出牙，频繁咬妈妈的乳头，喂奶前可以给宝宝一个空的橡皮奶头，让宝宝吸吮磨磨牙床。10分钟后再给宝宝喂奶，就会减少咬妈妈乳头了。

5 个月宝宝
能区分熟人和陌生人了

5 个月宝宝的成长档案

5 个月宝宝的发育指标

指标	男宝宝	女宝宝
体重（千克）	6.0~9.3	5.4~8.8
身高（厘米）	61.7~70.1	59.6~68.5
头围（厘米）	42.7	41.6

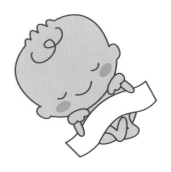

5 个月宝宝有哪些本领

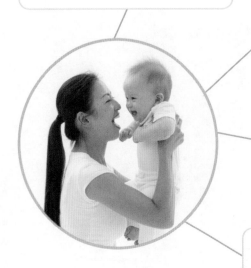

1 宝宝被人从腋窝抱住时，会站立，而且身体会上下蹲动，两脚还会做轮流踏步的动作。

2 宝宝看到小物体或小玩具时，会将它拿起来放到嘴里。

3 当宝宝看到熟悉的物体时，能发出咿咿呀呀的声音，还会对自己或玩具"说话"。

4 宝宝能区分陌生人和熟人了。

成功追奶，应对乳汁减少

很多妈妈在产后 6 个月前后，发现原本丰富的奶水逐渐减少了，宝宝不够吃，长得也慢了，就说明妈妈的奶水不够了（宝宝如果一次吃得多，妈妈涨奶时间可能延长，但体重、身高都在慢慢增长，则不属于这种情况）。其实导致乳汁逐渐变少的原因与饮食、哺乳方式、情绪、生理改变等因素密切相关。如果妈妈在这几个方面加以注意，乳汁仍然会充沛起来的。

按摩催乳

按摩乳房：将双手手掌上下分开放在乳房上下方，来回按摩 10 ~ 20 次。

梳乳房：一只手托住乳房，另一只手拇指朝下，其他四指用指腹在乳房上从远处向乳晕、乳头方向轻轻梳乳房 5 分钟。

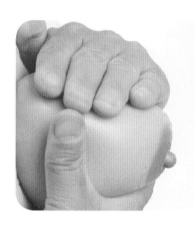

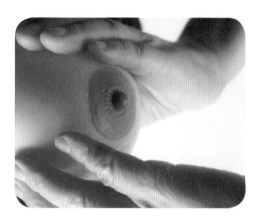

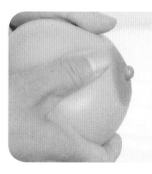

手挤乳房：按摩乳房外围，双手围住乳房，大拇指朝上，其他四指朝下，然后轻轻地挤压乳房根部，一压一放，来回重复 10 ~ 20 次。

避开容易抑制乳汁分泌的食物

如果妈妈没有身体方面的不适，建议最好母乳喂养，而且这也是大多数新妈妈的选择。对于母乳喂养的妈妈来说，在饮食方面要注意远离下面这些可能会导致回奶的食物。

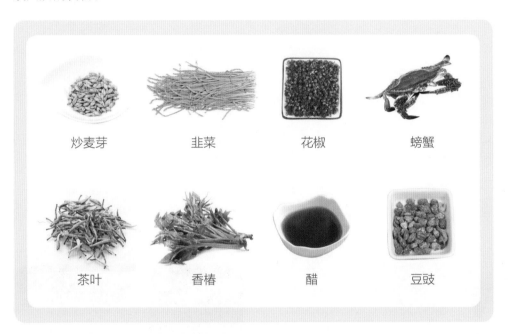

炒麦芽	韭菜	花椒	螃蟹
茶叶	香椿	醋	豆豉

处理好工作和哺乳的关系

许多妈妈因为上班不能定时给宝宝喂奶，加上工作压力大，如果乳房充盈时任其胀回，很快乳汁量就下降了。因此，职场妈妈要准备好吸奶器和储奶袋，上班期间根据宝宝喂养的频率，用吸奶器将乳汁吸出，放在储奶袋内，存入冰箱给宝宝食用。每天宝宝吸乳和用吸奶器吸乳次数不低于6次，同时要保证心情愉悦、睡眠充足。

宝石妈经验谈

心情抑郁会导致回奶

妈妈在哺乳期间一定要保持愉快的心情和坚持母乳喂养的决心，这样能够促进乳汁分泌，如果妈妈总是愁容满面、抑郁，会影响奶水分泌，导致回奶。

职场妈妈背奶经，将母乳进行到底

职场妈妈母乳喂养必知

1 妈妈早上起来，给宝宝喂奶，喂完奶再去上班。

2 上班时，带一个吸奶器到公司，每隔3小时挤一次奶（也可以上午、下午各挤一次），将挤出来的奶装入储奶袋或储奶瓶中，放入冰箱或背奶冰包保存。下班带回家，放入冰箱，让宝宝第二天吃。

3 用挤出来的母乳喂宝宝时，可以先用热水隔水复温后再喂，加热后喝不完剩下的奶要倒掉，不能再次放入冰箱冷藏或冷冻。上班族妈妈要有信心，掌握合适的方法，让事业和育儿兼顾。

办公室挤奶要点

1 不管是徒手挤奶还是用吸奶器挤奶，挤奶前务必将手洗干净。

2 挤奶时，可以用奶瓶或消过毒的杯子来收集乳汁，再将乳汁分别装在储奶瓶或储奶袋中，放凉后冷藏或冷冻。也可直接挤在储奶瓶中。

3 工作场所如果没有冰箱，可用保温瓶或保温箱，也可用专门的背奶包储存。使用保温瓶的话，可预先在瓶内装冰块，让瓶子冷却后再将冰块倒出，装进收集好的乳汁。使用保温箱的话，则可在箱底装些冰块，再将装好母乳的容器放进保温箱冷藏带回家。

4 给装母乳的容器留点空隙，容器不要装得太满或把盖子盖得太紧，以防冷冻结冰而撑破。需要注意的是，如果母乳需长期存放，最好不要使用普通塑料袋。

5 最好按照每次给宝宝喂奶的量，将母乳分成若干小份来存放，每一小份的母乳上贴上标签并记上日期和奶量，这样能方便家人或保姆给宝宝合理喂食，还不会造成浪费。

挤出来的奶如何保存

场所和温度	能保存的时间
冷藏，储存于＜25℃的室温	4小时
冷藏，储存于4℃左右的冰箱内	48小时
冷藏，储存于4℃左右的冰箱内（经常开关冰箱门）	24小时
冷冻，温度保持在-18℃~-15℃	3个月
低温冷冻（-20℃）	6个月

冷冻奶的解冻、加热

使用冷冻母乳喂养宝宝前，先将其放入冷藏室内解冻，再用温水温热。温热后，打开储存袋的密封口，倒入奶瓶给宝宝吃。绝对不能使用微波炉加热，也不能放在炉子上加热。此外，冷冻母乳不能反复解冻、冷冻。

尽量选电动、双头的吸奶器

有些新妈妈不知如何选择吸奶器，其实，如果条件允许，最好买电动的、双头的。手动吸奶器是人工控制吸奶过程，不能保持恒定的频率和力量，而且很费体力。电动吸奶器能调控频率和力量，且能持久恒定。双头吸奶器还能节约吸奶的时间。

红豆妈经验谈

吸奶器用后送亲友，多次利用

电动吸奶器价格相对比较高，也只是短时间使用，不超过2年，用完搁置起来十分浪费。吸奶器主体是机械结构，不会与乳汁接触，而且与乳汁接触的部位可以更换，也不存在"污染"之说。因此，我用完的吸奶器送给了快要生的朋友，既能二次利用，也可拉近感情，何乐而不为？

别用吸奶器抽吸乳汁代替亲自喂母乳

即使上了班，也不能完全用吸奶器吸奶喂代替妈妈亲自母乳喂养。用吸奶器的情形：①母乳喂养初期，因乳腺不通且宝宝吸吮力相对较弱，或不能直接吸吮时，可用吸奶器。②如果直接母乳喂养后，妈妈的乳房仍有多余的乳汁，可用吸奶器吸出。③妈妈上班等外出、不能直接母乳喂养时，要定时使用吸奶器。

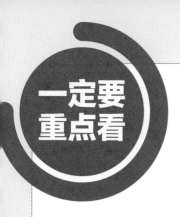

便秘？！
有规律才是真要素

宝宝几天不大便，是攒肚还是便秘

遇到宝宝三四天不大便，有妈妈说是"攒肚"，不要紧；有妈妈说是便秘，应就医。那么攒肚和便秘到底该如何区分呢？

判断要点	攒肚	便秘
大便的性状	大便的次数减少，但大便的性状仍然是稀糊状，且排便不费劲	大便比较干硬，排便时较费劲，有时能把脸憋红
精神状态	精神状态、食量、睡眠等一切正常	可能出现睡眠不安稳，大便时容易哭闹、烦躁不安等不良情绪
发生时间	只发生在2~6个月宝宝身上	任何阶段都可能发生

便秘的宝宝要增加运动量

每天饭后可以带着宝宝到户外活动一下。如果宝宝还不会自己活动，可以抱着宝宝在爸爸妈妈的腿上蹦一蹦，多练习爬；如果宝宝能自己活动，可以让他自己跑跑跳跳等，都有助于促进肠胃蠕动，加速食物的消化，缓解便秘。

揉揉宝宝的肚子

每天睡觉前帮宝宝揉揉小肚子，按顺时针方向轻揉5分钟左右，能加强肠胃蠕动，也是一个哄睡的好方法。这样，宝宝每天起床第一件事情就是便便。

 王大夫有话说

攒肚无须治疗

攒肚是随着宝宝消化能力逐渐提高，肠胃能充分地进行消化、吸收，导致每天产生的食物残渣减少，不足以刺激直肠形成排便，使宝宝2~3天甚至4~5天不排便的现象，常见于2~6个月的宝宝。攒肚的宝宝一般精神状态好，排便时也无痛苦的表现，大便为黄色软便，无硬结。

添加的辅食太过精细也不好

宝宝添加辅食后，最初都是容易消化的食物，但逐渐应当慢慢从泥状过渡到半固体、固体的食物。如果宝宝八九个月大了，甚至快 1 岁还在吃泥糊状的辅食，那么形成食物残渣就会很少，也就不足以刺激肠道运动，使粪便在肠道内运输过慢，在结肠内停留时间延长，水分会被过度吸收，进而容易导致便秘。

这时妈妈要试着给宝宝喂一些富含膳食纤维的食物，最好是蔬菜，如绿叶菜和根茎类等，还可以吃些粗粮。

另外，可以适当多喂些水果，如香蕉、苹果、橘子、梨、猕猴桃等。

正确使用开塞露

对于常见的便秘，如果 4~5 天无排便或排便困难，除了补充益生菌外，妈妈可以适量使用开塞露刺激宝宝一次排尽大便。但有些妈妈抱怨开塞露效果不好，可能与使用方法不当有关。

给宝宝使用开塞露应注意以下几点：

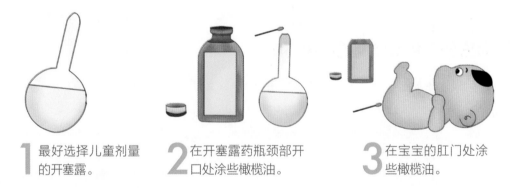

1 最好选择儿童剂量的开塞露。

2 在开塞露药瓶颈部开口处涂些橄榄油。

3 在宝宝的肛门处涂些橄榄油。

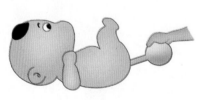

4 将开塞露的颈部轻轻插入直肠，挤入药液。

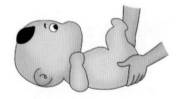

5 拔掉开塞露颈部后，用手夹住肛门，保持数秒即可。

大便带血，注意观察二者是否混合

大便带鲜血且与大便分离，附着于大便表面，多是肛裂所致。如果有肛裂，可在宝宝肛门找到小裂口，大便排出几分钟后可见小凝块，一般大便干燥的宝宝容易出现肛裂。

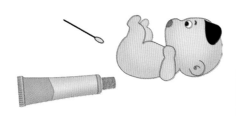

宝宝出现肛裂时，每次排便前，在肛裂处涂些凡士林，可以增加肛门的润滑。

宝宝肛裂了怎么办

如果宝宝已经出现了肛裂，可以用温热的黄连素水浸泡或湿敷肛门处，促进肛裂尽快恢复。每次排便前，也在肛裂处涂些甘油、凡士林等，增加肛门的润滑，缓解疼痛，加速排便。

如果宝宝肛裂严重，建议妈妈带宝宝到医院检查，判断是否存在感染，并遵医嘱进行治疗。日常要坚持给宝宝吃些富含膳食纤维的食物，预防便秘。也可给宝宝添加乳果糖口服液或小麦纤维素颗粒等纤维素制剂。

妈妈带宝宝去医院时，不建议使用便秘、腹泻这样的总结性词汇，应通过以下方面形容便便情况：

1 性状：水样、糊状、不成形、成形等。

2 每次排便的量。

3 排便次数和频率。

4 大便内是否见脓、血、未被消化的食物颗粒等。

5 排便过程是否顺畅。

6 什么时候大便性状出现了变化（看大便干不干）。

王大夫有话说

大便出现这两种情况不用担心

1.在妈妈出现乳头皲裂出血时，宝宝吞咽了妈妈乳头处的血液，大便就会带有少许粉色或红色物质，但大便检测查不到红细胞，却能查出潜血，这种情况的宝宝一般进食正常，发育正常，妈妈不必担心。

2.宝宝服用了含铁的维生素制剂或补铁的药物，其中有些铁不能被吸收，会有少量经肠道排出，这时大便中可能含有黑褐色点状物，只要宝宝发育正常，不必担心。

平衡好工作和育儿的天秤

职场妈妈的育儿困扰

对不能过多陪伴宝宝而心生内疚

每天早上出门上班，总要硬下心肠将哭着的宝宝推开，妈妈心里也很无奈。特别是在宝宝生病时，更会内疚地认为是由于自己照顾不周而让宝宝受苦。

没有属于自己的时间

养育宝宝、上班，真正属于自己的时间几乎没有了。白天忙忙碌碌地上班，回到家后还要给宝宝收拾残局、喂奶，全弄妥当后已夜深人静了。日复一日，似乎生完宝宝后就没有属于自己的时间了。

对做个贤妻良母感到无能为力

职场妈妈也想像全职妈妈那样花时间对宝宝进行早期教育，也想给家人多做点好吃的饭菜，但由于时间所限，职场妈妈似乎对任何事情都做不到位，并对此感到无能为力。

终日忙忙碌碌也没攒下钱

虽然辛苦地上班，却没攒下什么钱。养育宝宝的费用确实不菲，再加上日常开销确实很大。心中有种忙来忙去都瞎忙活的感觉。

职场妈妈优势多

做职场妈妈，享受多彩人生

曾经的职场女性因为养儿育女而辞去了工作，或休产假在家，开始的一两个

宝石妈经验谈

职场妈妈要有效利用时间

一边上班一边育儿，总是感觉陪宝宝的时间很有限，我的经验是要把握好细小的时间。如可以利用网上银行或手机银行等办理业务代替去银行排队等待。另外，分清哪些是一定要在单位完成的工作，哪些是可以带回家的工作，这样方便两者兼顾。

月会过得很愉快。但是育儿中的辛苦也是不可忽视的。日复一日地照顾宝宝、打理家务，让许多妈妈感到厌倦。"我的梦想哪去了？""难道我就这样在家中老去吗？"出现这样的想法时，妈妈们觉得，还是做个职场妈妈更好。

这是个偏向职业女性的世界

虽然育儿并非简单的事，但不会有人因为一个妈妈在家中养育宝宝而得到特别的尊重。令人遗憾的是，许多人都把妈妈养育宝宝当作"天经地义"的事，认为育儿其实并不是什么了不起的事儿。社会更重视职业女性，而不是全职的家庭主妇。凭借着职业女性的身份，便有借口推脱一些家中琐事，也算是一种优势吧。

做职场妈妈，实现自我

不论如何，上班能增加许多社会体验，接触到更多的人，跳出家庭束缚后，会对这个世界多一些了解。投身职场的好处之一就是可以不断地实现自我。

两人一起工作养家总比一个人强

即使妈妈的收入有限，总比爸爸独自一人挣钱养家要好。事实上，很多全职妈妈也会做一些兼职。只靠爸爸工作养家来支付不断增长的教育费用和育儿支出是件很不容易的事。虽然上班后增加的支出项目也不少，但是两个人一起挣钱养家比一个人要更容易些。

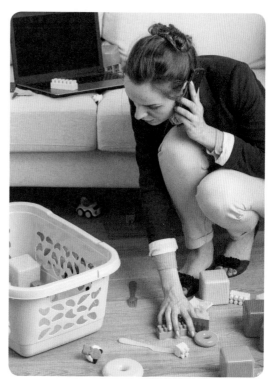

当傍晚回到家，职场妈妈的"第二份轮值工作"便开始了，收拾玩具、讲故事、哄睡、唱儿歌等，千万不要因为陪宝宝的时间少而心生内疚，与宝宝在一起的每一刻都是弥足珍贵的。职场妈妈不要盲目追求完美，尽力做好就行。

大人放松宝宝疯玩的益智亲子游戏

靠坐训练，为独坐做准备

关键能力培养
锻炼宝宝脊柱支撑能力，为独坐做准备。

这样玩游戏
让宝宝靠着枕头、小被子、垫子等软的东西半坐起来。宝宝很喜欢靠坐，因为靠坐比躺着看得远，双手还可以同时摆弄玩具。

温馨提醒
宝宝靠坐时，妈妈应在旁边照料，不宜离开。宝宝会因为用腿蹬踢，导致身体下滑而躺下，或者重心向左右偏移，身体倒向一侧。

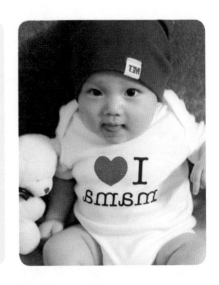

抓小球，锻炼抓握能力

关键能力培养
培养宝宝的空间感，促进宝宝视力发展与抓握能力。

这样玩游戏
抱着宝宝坐在床上，把一个乒乓球递给宝宝，让他伸手抓住。当宝宝看着小手中的球时，妈妈轻轻用手指把球捅落到床上。捡起乒乓球，再次放到宝宝手中，然后再用手指把球捅落到床上。

温馨提醒
妈妈可以将乒乓球换成任意宝宝喜欢的玩具，如毛绒玩偶、卡片、童书等，宝宝成功完成了动作，妈妈要及时给予鼓励。

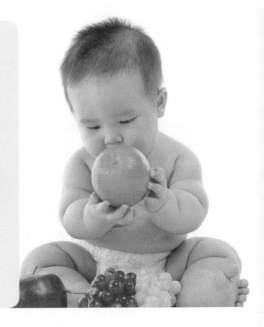

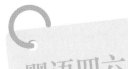

鼻塞、伤心

鼻塞了，感觉呼吸不畅

宝宝自述

我的鼻子堵住了，吃奶的时候无法呼吸，只好松开妈妈的乳头，可我又没吃饱，就委屈得哭了。妈妈很不耐烦，说："这宝宝怎么这么难伺候啊！没奶的时候哭，有奶了还哭。"哎，我的哭闹妈妈怎么就不明白呢？

婴语解析

鼻塞就是人们常说的鼻子堵住了，主要是因为鼻黏膜肿胀或鼻内分泌物增多堵塞了鼻腔造成的。感冒和过敏是引起鼻黏膜肿胀或鼻内分泌物增多的主要原因。

王大夫解析

1岁以内的宝宝不会用语言表达自己，鼻塞时常表现为揉鼻子、睡觉时张嘴呼吸。特别是几个月的小宝宝，鼻塞时吃奶会造成呼吸不畅，所以，会突然松开乳头大哭，哭闹后失去食欲，不再想吃奶了，可又没吃饱，1~2小时后又拼命找奶吃。可用棉签蘸些橄榄油涂抹宝宝的鼻黏膜，能协助鼻内分泌物的排出，又可保护鼻黏膜免受刺激。

伤心了，情绪不高

宝宝自述

妈妈生病了，我也好像很不舒服，可能是太伤心了，我的肚子总是咕咕叫，每天便便好几次。平时我可是一天一次。爸爸也在医院护理妈妈，每天只有奶奶陪着我。看不到爸爸妈妈，我很想他们。

婴语解析

伤心是因痛苦而产生的一种情绪，在宝宝3~4个月后就会出现。此时，如果拿走他喜欢的东西，或是妈妈离开了，都会让他伤心。

王大夫解析

宝宝伤心时，不见得会大哭，常常是嘴角下弯，眼中含泪，抽泣或呜呜地哭，只有在发泄极度的悲伤时，才有大放悲声的情况出现。宝宝1岁前，伤心主要是跟自己的痛苦有关。但是随后，宝宝有了共情的能力，开始为别人的痛苦而感到难过。对宝宝伤害最大的是由于亲子关系严重受挫而产生的极度悲伤。所以，爸爸妈妈要调整好自己，营造愉快的亲子氛围。

问：宝宝 5 个月了，朋友们建议我带着宝宝到公共场所见见世面，有利于宝宝开阔眼界，这样做合适吗？

王大夫答：这个月的宝宝头部可以灵活转动了，多带着宝宝到公园、小区等环境较好的场所是不错的选择，宝宝可以看看周围的花草，对周围的人笑，咿呀学语，对听到的、看到的、触摸到的、闻到的都已经能相互联系起来，认知能力得到锻炼。但是，不要带宝宝到商场等人群高度集中、空气质量差的地方，宝宝抵抗力弱，在成人身上可能是轻微的感冒，到了宝宝这儿可能就会引发肺炎。

问：宝宝体重长得不快，是怎么回事？

王大夫答：体重比别人家的孩子轻并不意味着宝宝不健康。宝宝的体重增长因人而异，食量大的宝宝体重增加得快些，食量小的宝宝就比较慢。体重轻的宝宝可能是食量较少，这种宝宝一般不大哭大闹，夜里也不会醒，是非常省心的宝宝。食量大小和遗传有关，小食量宝宝的妈妈多数身体苗条；大食量宝宝的妈妈大多比较丰满。如果宝宝状态好，体重在同月龄正常范围内，运动功能正常，就没必要担心。提倡顺应喂养，不要强制喂食，否则会引起宝宝的厌烦心理甚至厌食。

问：宝宝 5 个多月了，有点枕秃，是纯母乳喂养的，是佝偻病吗？

王大夫答：出生不久的宝宝因为有生理性脱发阶段，宝宝出汗较多，胎毛生长期短，在 6 个月以前可能会出现枕秃，不一定是佝偻病的表现。但是如果纯母乳喂养而没有补充维生素D制剂，同时伴有夜惊、哭闹、多汗等，应去医院检查，可能是佝偻病的早期表现。

问：宝宝赶上了炎热的夏季，如何防痱子和红臀？

王大夫答：这个时候的宝宝已经不像前几个月那样，容易出现红臀或很严重的痱子了。宝宝一天可以洗几次澡，不用尿布或纸尿裤，仅仅穿个肚兜，光光地坐在凉席上，凉席上可铺一层棉布单，如果不铺，要保证凉席上没有刺。

6 个月宝宝
开始出现怕生

6 个月宝宝的成长档案

6 个月宝宝的发育指标

指标	男宝宝	女宝宝
体重（千克）	6.4~9.8	5.7~9.3
身高（厘米）	63.3~71.9	61.2~70.3
头围（厘米）	43.6	42.4

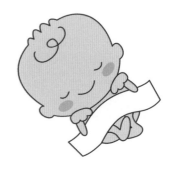

6 个月宝宝有哪些本领

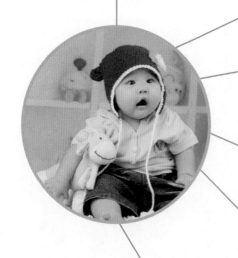

1 宝宝平躺时能熟练地从仰卧位翻滚成俯卧位。

2 宝宝会自己坐了。

3 将宝宝的衣服盖在他的脸上，他会自己用手将衣服拿开。

4 当两手轮流握物时，能觉察到自己身体的不同部位，并知道自身与外界的不同。

5 在宝宝面前摆放三块积木，当他拿到第一块后，开始伸手想拿第二块，并注视着第三块。

6 当给宝宝洗脸时，如果他不愿意，他会将大人的手推开。

6个月宝宝，可以吃泥状辅食了

添加辅食不要影响母乳喂养

一般来说，6个月以上的宝宝开始添加辅食，但不应该影响到母乳或配方奶喂养。可以用"母乳或配方奶 + 辅食"作为宝宝的正餐，妈妈可以每天有规律地哺乳5~6次，逐渐增加辅食量，每天喂辅食2次。需要注意的是，妈妈要将谷类、蔬菜、水果、肉类、蛋类等逐渐引入宝宝的膳食中，让宝宝尝试不同口味、不同质地的新食物。

可以通过宝宝的体重变化来判断辅食添加是否合理——6个月的宝宝每天体重增长20克，或1个月增重600克以上，就在正常范围内。

6~12个月宝宝的正餐 ═ 母乳或配方奶 辅食

辅食和奶最好分开吃

奶和辅食最好分开吃，最好在奶前加辅食，没吃饱可补喂奶，辅食加得足够多，可减一次奶，1岁前的宝宝每天的奶量建议保证在800毫升，以满足其生长需要。

母乳充足的妈妈仍然可以继续母乳喂养。不要因为添加了辅食，或对母乳营养的质疑而动摇母乳喂养的信心。鼓励有条件的妈妈母乳喂养到宝宝2岁。

宝宝添加辅食初期，一定要注意食物量和形状，否则会影响宝宝辅食添加的进程。

食物调成糊状，用小勺喂利于吞咽

无论吃母乳还是使用奶瓶，奶水都直接到宝宝咽部，有利于其吞咽，而泥糊状食物是需要舌卷住食物，并把食物送到咽部，再吞咽下去。所以开始给宝宝添加辅食，不要将米粉等放入调好的奶中，用奶瓶喂宝宝，而要用水把米粉调成泥糊状，用小勺来喂，这样更有利于宝宝吞咽食物。

原味辅食才是最好的辅食

多食用天然食物

　　天然食物包括谷类、蔬果、肉类和蛋类，摄取均衡，就能满足宝宝成长所需的营养。这些食物大多味道清淡，只有宝宝细嚼慢咽的时候才能品出其中的美味，给宝宝的味蕾带来温和的刺激，帮助宝宝味蕾的形成，并养成良好的饮食习惯。

逐步引入天然食物

　　妈妈可以给宝宝制作蔬菜泥、水果泥、肉泥、鱼泥等辅食，但不要添加任何调味料，原汁原味对宝宝来说也是一种美味。如果担心宝宝食物过淡，可以利用一些食材本身的味道，比如苹果比较甜，可以在给宝宝做蔬菜汁时，加点苹果，这样既增加了味道，还不至于摄入过多的糖分，是一个非常好的方法。

给宝宝食用尽可能多的食物种类

　　在宝宝小时候接触更多的食物种类，可以降低宝宝偏食的可能性。但当宝宝对某些食物产生抗拒时，父母可以通过改变食物的形态等方式，尽量让宝宝有机会尝试这些食物，且最终接受。

拒绝零食

　　零食味道鲜美，但缺乏营养，且添加剂过多。妈妈应该将家中的零食，如饼干、薯片、糖果等彻底清除出去，这样一来，宝宝饥饿时，只能选择天然食物。如果宝宝非要吃零食，可以和宝宝规定吃零食的次数和量，通过正确引导，逐渐减少吃零食的次数和量。

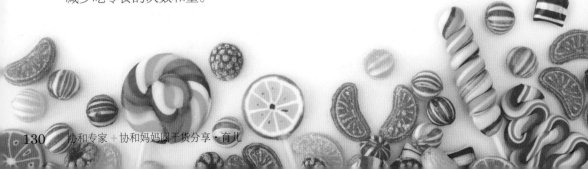

外带辅食全攻略

到邻近的地方

外出购物： 爸爸妈妈可以带上直接可食的瓶装婴儿食品，比如瓶装的果泥、菜泥、肉泥等，就能轻松度过辅食时间。随着宝宝月龄逐渐增加，带宝宝外出就餐时，可从菜中挑出豆腐、面条、米饭和口味较淡的蔬菜，捣碎成方便食用的大小，再让宝宝吃。另外，随身携带强化铁的婴儿饼干或香蕉等一些可立即给宝宝吃的食品。

到附近的亲友家： 如果路程在1小时之内，可将自制的辅食装在便当盒或保温罐里。另一个方法是带着事先准备好的食物，到亲友家再加热或简单地烹调一下。如果是炎热的夏天，食物较易腐坏，最好借用亲友家的厨房现场制作，或是使用市售的婴儿食品，这样更安全卫生。

出远门

当天来回的旅游： 可自制些粥或菜泥、果泥等辅食放入保鲜盒或保温罐中带着。也可以带些市售的小袋装婴儿米粉，每包25～30克，刚好够宝宝一顿食量。许多超市或火车站候车处等地方都提供热水，用热水一冲就能给宝宝喂食了。

国内旅游： 国内的旅馆和酒店很少会准备婴儿食品，爸爸妈妈可以从大人的饭菜中挑出面条、软嫩的蔬菜等作为宝宝的辅食，不足的部分可以用开盖即食的瓶装婴儿食品来补充，或食用一些用开水冲泡即食的婴儿食品，都是不错的选择。

国外旅游： 虽然不同的航空公司都会为婴儿准备不同品牌的婴儿食品，但为了防止宝宝的胃肠不适应，最好准备一些宝宝常吃的国产市售辅食食品。对于稍大一些的宝宝，可以从大人的饭菜中分一些给宝宝吃，但一定要选口味清淡的食物，并用勺背碾得细碎些再喂给宝宝食用。

宝宝的口腔发育和辅食添加密切相关

6个月：舌头可以前后运动，能够吞咽

口腔发育特点： 宝宝消化功能发育成熟，在吃到食物后可以紧闭双唇，用舌头将食物夹在舌头与上腭之间做前后运动，然后把食物送到舌头根部，再吞咽下去。

母乳或配方奶摄入量： 800毫升/天。

辅食适应软硬度： 泥糊状辅食，如米糊。

辅食添加次数： 1次/天。

新增辅食食材： 婴儿米粉、加工成泥状的蔬菜（胡萝卜、南瓜、红薯等）。

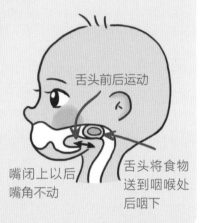

舌头前后运动

嘴闭上以后嘴角不动

舌头将食物送到咽喉处后咽下

7~8个月：可以用舌头和上腭将食物磨碎

口腔发育特点： 宝宝的舌头已经可以上下、前后地活动了，如果遇到小块状的食物可以用舌头与上腭将其碾碎，继而吞咽。有些宝宝此时前牙已经萌出，开始慢慢用牙齿咬食物。

母乳或配方奶摄入量： 800~1000毫升/天。

辅食适应软硬度： 与豆腐软硬相当。

辅食添加次数： 1~2次/天。

新增辅食食材： 水果、肉类（如鱼肉泥、猪肉泥、肝泥等）等。

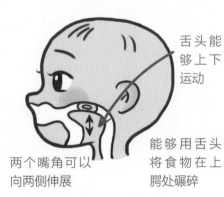

舌头能够上下运动

能够用舌头将食物在上腭处碾碎

两个嘴角可以向两侧伸展

9～11 个月：可以用牙龈磨碎食物

口腔发育特点： 宝宝的舌头可以在口腔内自由活动，即使用舌头无法碾碎的食物，宝宝也会将食物运到左右两侧，利用牙龈磨碎。软点的食物宝宝可以直接用前牙咬断。

母乳或配方奶摄入量： 600～800 毫升 / 天。

辅食适应软硬度： 与香蕉软硬相当。

辅食添加次数： 2 次 / 天。

新增辅食食材： 各种食物均可尝试，但鸡蛋清最好 1 岁以后再添加。

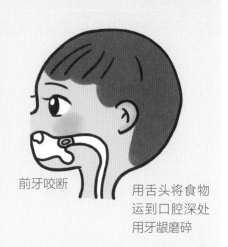

前牙咬断

用舌头将食物运到口腔深处用牙龈磨碎

12～18 个月：可以用牙龈嚼碎食物

口腔发育特点： 宝宝的舌头更加灵活，且大部分宝宝前牙已经长出 4 颗，可以轻松咬住食物。在咀嚼食物时，宝宝会慢慢记住嘴巴的运动方式和用牙齿咀嚼的方式，从而记住"吃"这个动作。

母乳或配方奶摄入量： 400～600 毫升 / 天。

辅食适应软硬度： 与煮老的鸡蛋清软硬相当。

辅食添加次数： 3 次 / 天。

新增辅食食材： 几乎所有食物宝宝都可以吃了，但要注意软硬度和大小。

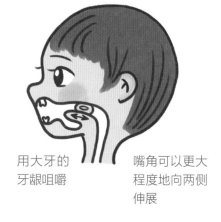

舌头可以左右运动

用大牙的牙龈咀嚼

嘴角可以更大程度地向两侧伸展

关于宝宝食物过敏，怎样预防和处理

宝宝过敏会发出哪些信号

宝宝过敏可能会出现恶心、呕吐、腹泻等胃肠道症状，也可能出现湿疹、瘙痒、荨麻疹、水肿等皮肤症状，或是出现喷嚏、喘鸣等呼吸道症状。爸爸妈妈要多观察宝宝的身体变化，一旦发现过敏，要立即停止食用引起过敏的食物。

避开这些可能引起宝宝过敏的食物

过敏症状：鸡蛋清营养价值较高，但有些宝宝会对蛋清过敏，食用后会出现湿疹等，严重的还会出现皮肤水肿、腹泻等。

鸡蛋清

对策：有过敏家族史的宝宝1岁以后再吃鸡蛋清，从少量开始尝试。

过敏症状：甲壳类食物引起过敏的危险性较高，所以要非常注意。

虾

对策：先喂虾汤，没异常反应再开始喂少量去皮的虾。

过敏症状：牛奶中所含蛋白质不同于母乳，所以宝宝不容易吸收，且可能导致腹泻、湿疹等过敏症状。

牛奶

对策：提倡母乳喂养，若无法母乳喂养，有过敏家族史的宝宝最好选择部分水解配方奶。如出现湿疹等较明显的过敏症状，可以用深度水解配方奶。

过敏症状：过敏危险性高且消化困难，可引起呕吐、腹泻、皮肤红肿等。

花生

对策：建议1岁以后吃，并且磨成粉状。初次喂，可以喂半个熟的花生，如无异常反应再逐渐加量。

母乳喂养是预防婴幼儿过敏最有效的方法

2岁以内的宝宝建议母乳喂养。母乳喂养是公认的预防婴幼儿过敏最有效的方法。因为母乳喂养可避免婴儿过早摄入异种蛋白，减少过敏原的刺激，有利于建立健康的肠道微生态环境，给宝宝的消化系统和免疫系统充足的时间让其一步一步地发育成熟。所以，世界卫生组织建议，2岁以内的宝宝尽量坚持母乳喂养。

奶粉最好选水解蛋白配方

新生儿肠壁的通透性较高，大分子的牛奶蛋白容易通过肠道进入宝宝体内，会增加过敏的风险。当有过敏史的新妈妈确定母乳不足时，应选择经过大量临床验证的适度水解蛋白配方奶喂养且至少持续半年以上，能起到预防过敏的作用。

适当补充益生菌，预防过敏

益生菌主要包括双歧杆菌和乳酸杆菌，能改善肠道微生态环境，调节宝宝免疫功能、提高肠道黏膜对过敏物质的抵抗力，起到预防过敏的作用。婴幼儿可以通过补充一定的益生菌，如进食添加了益生菌或益生元的配方奶来补充益生菌，也能达到预防过敏的目的。

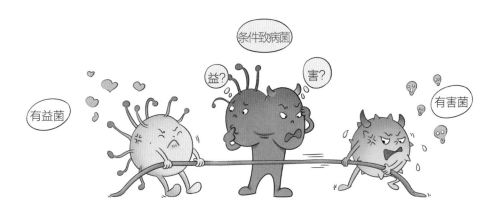

益生菌可以通过调节肠内菌群改善肠道环境

添加辅食一次一种，容易发现过敏原

宝宝刚开始添加辅食时，要先添加一种食物，等这种食物习惯后，再添加另一种食物。每一种食物需适应 3 天左右，这样做的好处是，如果宝宝对食物过敏，能及时发现并找出引起过敏的是哪种食物。

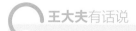

王大夫有话说

宝宝应严格避免接触容易过敏的食物

目前没有什么药能预防或治愈食物过敏，所以预防宝宝食物过敏关键就是要严格避免接触可能引起过敏的食物。爸爸妈妈学习有关食物过敏的知识是预防宝宝食物过敏的基础。注意阅读食物标签也是避免食物过敏的好方法。

出现过敏的宝宝应坚持定期检查

宝宝过敏会导致营养不均衡或饮食障碍，甚至影响宝宝的身体发育。所以，一旦明确宝宝有食物过敏反应，就应定期复查，看宝宝是否仍对某些食物过敏，并监测生长发育指标。如持续 1~2 个月无过敏症状了，可少量进食过敏食物以确认是否还过敏。如果宝宝吃了致敏食物没有出现症状，就可以不用再回避该种食物了；如果宝宝再次出现过敏反应，则需要避免接触该种食物半年。

过敏宝宝怎么添加辅食

对于食物过敏的宝宝，为了避免加重过敏症状，开始添加辅食时要谨慎。每个宝宝的体质不同，要根据实际情况，慢慢调节辅食的粗细和稀稠。

宝宝月龄	添加辅食的方法
6个月	开始初次添加辅食，先喂强化铁的婴儿纯米粉，等适应后再加蔬菜泥、水果泥
7个月	开始喂较大颗粒的稠米糊，可尝试加一些肉末在米糊里面，没有不适反应，再添加其他新食物
8个月	可以添加稍有质感的稠粥，然后每隔一周添加一种新的食物
9个月	可以添加小块辅食，鱼、虾、豆类等根据宝宝适应情况进行添加

牙齿保护，
从第一颗乳牙萌出就要开始

宝宝乳牙萌出了

每个宝宝出牙早晚不同，有的五六个月的时候开始出牙，大多数宝宝在 6~9 个月开始出牙，还有个别宝宝到 9~12 个月才开始出牙，这都是正常的。对大部分宝宝来说，最先萌出的是门牙，出牙顺序也因人而异。

平均出牙数量＝出生后月龄 −6

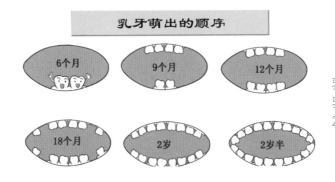

乳牙出齐是20颗，第一乳牙多在6~9个月萌出，2~3岁乳牙就会出齐。

长牙时可能出现的不适

流口水	出牙前1~2个月，大多数宝宝会流口水，或把小手伸到口腔内抓挠，妈妈可以看到局部牙龈发白或稍有红肿充血，触摸牙龈时有硬物
轻微咳嗽	此时会分泌较多的唾液，可能会使宝宝出现反胃或呛咳的现象。只要不是感冒或过敏，妈妈就不必担心
牙床内出血	有些宝宝长牙会出现牙床内出血，形成一个瘀青色的肉瘤。可以用冷敷来减轻疼痛，加速血肿的吸收
啃咬	宝宝出牙时最大的特点就是啃咬东西，咬自己的手、咬妈妈的乳头。其目的是想借啃咬来减轻牙床的疼痛和不适
拉耳朵、摩擦脸颊	出牙时，牙床的疼痛可能会沿着神经传至耳朵及颌部，所以宝宝会经常拉自己的耳朵或者摩擦脸颊

做到这 4 点，缓解出牙不适

1 给东西让宝宝咬一咬，如消过毒的、凹凸不平的橡皮牙环或磨牙棒，以及切成条状的生胡萝卜和苹果等。

2 妈妈将自己的手指洗干净，帮助宝宝按摩牙床。刚开始，宝宝可能会因摩擦疼痛而稍加排斥，但当他发现按摩后疼痛减轻了，就会安静下来并愿意让妈妈用手指帮自己按摩牙床了。

3 补充钙质和维生素 D。哺乳的妈妈要多食用富含钙的牛奶、豆类等食物，并可在医生的指导下给宝宝补充维生素 D。

4 加强对宝宝口腔的护理。在每次哺乳或喂辅食后，给宝宝喂点儿温水冲冲口腔；宝宝开始出牙后，就要每天一早一晚给宝宝刷牙了，八九个月大的宝宝，妈妈可以用套在手指上的软毛牙刷帮宝宝清洁口腔，清洁时不必用牙膏，但要注意让宝宝饭后漱口。

预防龋齿从长第一颗牙开始

辅食中不要加糖。

多喝白开水清洁口腔，少喝果汁，避免宝宝拒喝白开水。

早晚清洁牙齿。

不同年龄的宝宝怎么刷牙

用什么：消过毒的干净纱布、棉签 ◁ **乳牙刚萌出~1岁** ▷ **怎么刷：**妈妈蘸水擦拭宝宝的乳牙及牙龈

用什么：指套牙刷 ◁ **1~1.5岁** ▷ **怎么刷：**挤绿豆大小的儿童牙膏，妈妈帮助宝宝刷牙

用什么：儿童小头牙刷 ◁ **1.5~3岁** ▷ **怎么刷：**挤黄豆大小的儿童牙膏，妈妈帮助宝宝刷牙，或让宝宝自己刷

巴氏刷牙法，让牙齿更健康

巴氏刷牙法又称水平颤动法，能有效清洁宝宝牙龈沟的菌斑及食物残渣，减轻牙龈炎症，缓解牙龈出血现象。

刷牙这件事，示范+引导更有效

对宝宝刷牙这件事来说，千万不要强迫，应该是示范+引导。先让宝宝不讨厌，愿意配合，到慢慢喜欢刷牙，最后再到提高刷牙质量。可以用形象的绘本、动画场景来引入，让宝宝慢慢熟悉刷牙的重要性，养成刷牙的好习惯。

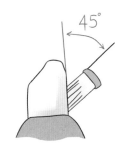

1 刷毛与牙齿呈45度角。

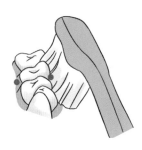

2 将刷毛贴近牙龈，略施压使刷毛一部分进入牙龈沟，一部分进入牙间隙。

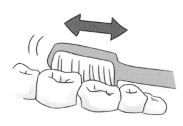

3 水平颤动牙刷，在1~2颗牙齿的范围左右震颤8~10次。

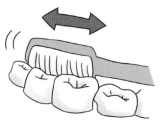

4 刷完一组，将牙刷挪到下一组邻牙（2~3颗牙的位置）重新放置。最好有1~2颗牙的位置有重叠。

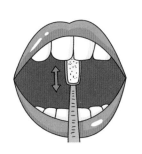

5 将牙刷竖放，使刷毛垂直，接触龈缘或进入龈沟，做上下提拉颤动。

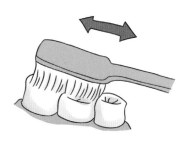

6 将刷毛指向咬合面，稍用力做前后来回刷。

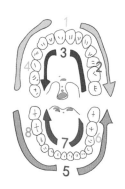

7 刷牙有顺序，每处都刷到。

宝宝发热，妈妈们必须了解的

发热只是疾病的一种症状

发热也叫发烧，本身并不是一种疾病，只是疾病的一种症状或体征。事实上，它是身体为了抵抗病毒或细菌所产生的一种保护性反应。宝宝腋窝温度 36~37℃ 为正常，超过 37℃ 则为发热，超过 41℃ 为超高热，应引起高度重视。

发热，有利又有弊

发热是一些疾病初期的一种防御反应，能产生对抗细菌、病毒的抗体，抵抗一些致病微生物对身体的伤害。

VS

发热尤其是高热，会让大脑皮层处于过度兴奋或高度抑制的状态，使宝宝出现烦躁不安、昏睡等表现，还可能导致宝宝食欲缺乏、便秘等；发热也会加重身体内器官的"工作量"，使机体防御疾病的能力下降。

发热患儿千万不能"捂"

宝宝体温调节中枢尚未发育完善，还不太会用出汗这一方法来降低体温，所以小孩感冒易发热，而且往往体温很高也不出汗降温。因此，很多人认为小孩感冒发热"捂一身汗"就能降体温，这是很不科学的做法。

越"捂"体温越高

发热的患儿千万不能"捂"，有些家长以为把孩子裹得严严实实，给孩子"捂"出一身汗来，体温就能降下来了，事实上，越"捂"体温越高。这样做不仅影响孩子散热、降温，还会诱发小儿高热惊厥甚至休克等危险。所以，孩子发热，第一时间要解开他的衣服来帮助散热。

脱衣服注意避风

在没有冷风直吹的情况下，为宝宝脱去过多的衣服或解开衣服，有利于散热。当脱下宝宝的衣服时，他很可能会哭闹，不要因此而慌张。给宝宝脱衣服时应注意避风。

随时掌握宝宝体温是要事

宝宝发热时父母定时测量体温，可以及时了解病情变化，这样有助于采取相应措施。测量体温有以下几种方式：腋温、口温、耳温、肛温。其中肛温最准确，但因为宝宝不配合，多数家长不喜欢采取这种方式，而最常用的测量部位是腋下。

腋下测温的方法

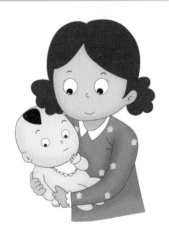

1 给宝宝测量腋窝温度前，要让宝宝的手臂自然下垂，将腋窝闭合收紧，使腋窝温度稳定。注意不要隔着衣服测。

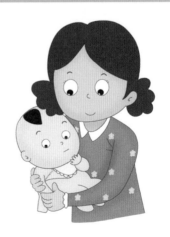

2 把体温表的水银柱端放入宝宝腋窝深处，父母用一只手稍用力按住宝宝的上臂（可以环抱着宝宝以帮助他合紧手臂），使体温表在腋窝中央夹紧，5分钟后取出读数。

低热，用温水擦浴进行物理降温

温水擦浴： 将洗澡水的温度调得和体温差不多，室温最好在22~24℃。将毛巾浸入水中，家长可以在宝宝颈部、腋窝、肘部、腹股沟、腘窝等全身大血管处用毛巾擦，加强散热。

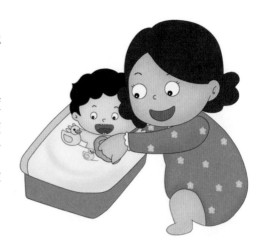

体温超过38.5℃，尽快采取药物治疗

在排除由于哭闹、进食、运动、衣被过厚、室温等因素的影响后，一般患儿低热时不主张使用药物降温。如果患儿精神状态好，嬉戏如常，可采用补充充足的水分、降低环境温度、温水擦浴等较为简易实用的物理降温方法。当体温达到38.5℃以上，才给予药物治疗。家庭常用退烧药有对乙酰氨基酚和布洛芬。

普通发热建议只用1种药

大多数情况下，使用1种退烧药就能缓解病情，同时多种药混用会增大出现不良反应的风险。退烧药的起效时间因人而异，一般0.5~2小时内见效。家长如果发现孩子服对乙酰氨基酚后哭闹减轻（可能是头痛症状减轻），服布洛芬后开始出汗，证明药开始起效了，不要急着加药或换药。同一种退烧药重复使用最小间隔时间为6小时。

高热不退时正确交替使用退烧药

如果正确用药仍然持续高热不退时，可以考虑两种退烧药交替使用。服两种药的最小间隔时间是4小时。例如，对乙酰氨基酚用了后没有退热，但其最小用药间隔是6小时，可以在4小时后用另一种退烧药布洛芬。两种退烧药交替使用时，每天分别最多服用4次。

总之，对于宝宝发热，家长首先应冷静，随时观察孩子发热后的精神状况，在医生明确诊断后，合理地选用降温措施，才会使患儿恢复得更快。如果宝宝的体温超过39℃，为高热，应考虑有热性惊厥的可能，要立即就医。

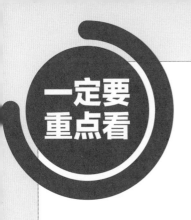

一定要重点看

热性惊厥不要慌，掌握这些常识让你有备无患

热性惊厥是宝宝发热时体温上升太快所致

热性惊厥，又叫热性抽搐，是宝宝对体温突然上升而产生的反应，典型表现为肌肉抽动，并伴随意识丧失，是婴幼儿时期比较常见的中枢神经系统功能异常的紧急症状，易发生于 6 个月~5 岁的宝宝。过了 5 岁，宝宝的脑神经发育成熟，热性惊厥就会减少。

哪些原因会导致热性惊厥

热性惊厥发病的主要原因是感冒，但也有扁桃体炎、咽喉炎、急性中耳炎、尿路感染等原因。不管是什么原因，只要体温达到 39℃以上，宝宝就容易出现热性惊厥。

热性惊厥时不要随意搬动宝宝

宝宝出现热性惊厥时，家长会惊慌失措地去触碰或晃动宝宝。这时不要惊慌，应该沉着地采取措施。首先把周围锋利、坚硬的东西挪开，并让宝宝侧躺，使头部偏向一侧，以免被分泌物或呕吐物呛着窒息。如果宝宝嘴里有异物，需要拿出来。

抽搐时不要给宝宝喂任何东西，或者为了使抽搐停止刻意去调整宝宝姿势，家长需要做的是耐心地观察。

抽搐持续 10 分钟以上就需要去医院了，这时不要自己抱着失去意识的宝宝去医院，最好拨打 120 叫急救车。

一旦宝宝有以下情况，应及时送医院诊治

1 宝宝高热，体温不能降至 38.5℃以下，呼吸困难。

2 宝宝发热并表现出行为改变、呕吐、头痛或颈部僵直。

3 宝宝有家族癫痫病史，但没有按时服用抗惊厥药品。

4 第一次惊厥或痉挛发作。

5 惊厥发作次数增多。

6 宝宝处于烦躁、神志不清的状态下，或处于昏睡中，但很难被唤醒。

7 发作结束后，宝宝没有像以前那样醒来。

8 出现短暂凝视或任何不正常的面部、舌头、嘴的运动。

热性惊厥一般不用特殊治疗

带热性惊厥的宝宝去医院后，有的医生会给宝宝做脑电图及其他检查，以排除脑部病变。如果是单纯的热性惊厥，不用特殊治疗。既然是高热引起的，高热降下来，身体就会自然恢复，一般不会留下后遗症，不会引起脑损伤，也不会引发癫痫病、脑瘫以及智力发育迟缓。

但如果惊厥反复发作，一年发生 5 次以上、一天发生 2 次以上，或每次持续 10 分钟以上的抽搐，这些都是比较严重的情况，可能会引起脑水肿甚至脑疝，造成永久性脑损害或生命危险，需要及时诊断治疗。

热性惊厥会导致宝宝智力低下吗

热性惊厥引起宝宝智力低下的发生率很低，一般的单纯性热性惊厥，发作次数少、时间短、恢复快，并且没有神经系统的异常表现，所以惊厥发作对宝宝大脑的影响较少。但是其中有少数宝宝可引起智力低下，原因有二：一是严重的热性惊厥可以引起脑损伤，如宝宝惊厥发作时持续时间长、惊厥复发次数多，则出现脑损伤的可能性就大；二是某些宝宝在热性惊厥发作前就已经有神经系统异常，这些宝宝即使不发生热性惊厥，也会出现智力低下。

如何预测宝宝是否容易复发热性惊厥

热性惊厥常有复发的情况，在患儿初次热性惊厥发作后，大约有 30% 的宝宝会出现热性惊厥复发。

预测宝宝是否会出现复发，主要是根据宝宝初次发作时的年龄，如果在 1 岁以内出现热性惊厥初次发作的宝宝，其复发率最高，大约有 50% 的宝宝可能会复发；如果宝宝第一次发生热性惊厥的时候是 1 岁以上，那么再次发生热性惊厥的可能性就降到了 30%。此外，如果惊厥发作时间超过 10 分钟，或者 24 小时内有惊厥复发，或者家族中有热惊厥或癫痫病史的，复发机会就多。复发多发生在初次热性惊厥后的 2 年之内。

有过热性惊厥发作的宝宝，怎么预防复发

为了避免因多次热性惊厥发作导致宝宝的智力发育障碍，就要采取措施来预防热性惊厥的复发，也就是要在易发年龄避免其再次发作。

当第一次惊厥发作停止后，仍应密切观察病情，防止再次复发。当宝宝因感冒等出现发热症状时，要马上给宝宝服用退烧药或者采用物理降温法，以便有效控制宝宝的体温，随即到医院就诊，根据病因给予不同的处理，从根本上治疗导致发热的原发病。

也可以在发热的急性期给予地西泮（安定）栓剂或口服地西泮，能有效地预防惊厥复发。在宝宝体温不稳定时，最好留在医院观察，以便及时处理。

热性惊厥常见于体质较差的宝宝，因而平日要加强体质锻炼，增强机体免疫力；天气变冷时要注意增添衣服，预防上呼吸道感染。

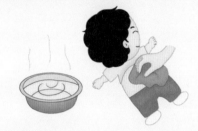

大人放松宝宝疯玩的益智亲子游戏

认爸爸妈妈，锻炼理解能力

关键能力培养

锻炼宝宝对语意的理解能力。

这样玩游戏

1. 当宝宝玩耍时，听到妈妈说"爸爸回来了"，宝宝会马上转向门的方向，并撑起身体。如果进来的是爸爸，宝宝会微笑；如果进来的不是爸爸，宝宝会回头看着妈妈。

2. 当奶奶抱着宝宝散步时，妈妈来了，奶奶说"妈妈来了"，宝宝会十分急切地伸头张望，看到妈妈后会举起双手扑向妈妈怀中。

温馨提醒

可以锻炼宝宝分清家人称呼的能力。宝宝学会"爸爸""妈妈"后可以再教他其他称呼。

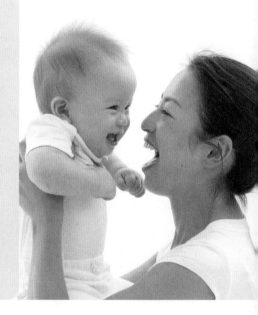

认身体部位，培养自我认知能力

关键能力培养

让宝宝认识自己的身体部位，培养宝宝的自信心。

这样玩游戏

爸爸妈妈要教宝宝认识身体的各个部位，教宝宝指出身体部位，告诉他："这是手，这是耳朵……"这样反复教几次之后再问他："宝宝的小手在哪里？"让宝宝自己指出来。

温馨提醒

如果宝宝一时指认不出自己的身体部位，爸爸妈妈也不要心急，多加练习就可以了。

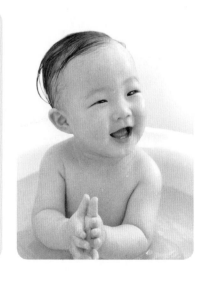

踢被子、吃药

踢被子，是喜欢蹬脚丫呢

宝宝自述

最近，我学会了一种新本领——踢被子。妈妈却以为我觉得热了，给我换了薄被子后，我还是将它踢开。其实，我喜欢晒小脚丫。

婴语解析

有很多宝宝晚上睡觉不老实，翻来覆去，被子总是盖不住。妈妈以为是热了，换了薄一点的被子，可宝宝照样把被子踢开。实际上，这是宝宝在长力气，是宝宝发育过程中的正常情况。

王大夫解析

宝宝晚上动得越多，就越容易踢开被子，所以只有还不能控制自己四肢的新生儿会静静地躺着好好睡觉，大一些的宝宝都可能会伸胳膊踢腿，把被子踢开。此时的宝宝已经能更好地调节自身体温了，所以即使被子踢开也不会冻着他。宝宝手脚发凉是正常的，只要颈后、肚子是温热的，就说明他并不冷。

吃药，是新奇的体验

宝宝自述

这两天，我有点感冒，妈妈让我看了一个有意思的玩具，然后用一个喷管一样的东西往我的嘴巴里喷了像白开水一样的液体，我没这样吃过东西，好有意思！

婴语解析

口腔注射器能有效帮助宝宝吃药。喷射的位置最好在两颊内侧，不要伸到太里面，以免刺激咽喉引起宝宝咳嗽。注射时，不要一次性喷进去，每次一点点，让宝宝慢慢适应。

王大夫解析

妈妈要注意，喂药时，不要将药物和乳汁、果汁混合，会降低药效。不要捏着宝宝鼻子喂药，也不要在宝宝哭闹时喂药，这样不仅容易使宝宝呛着，还会让宝宝感到害怕，并抗拒吃药。

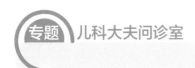
问：宝宝喝水呛着了怎么办？

王大夫答：应立即让宝宝俯卧在大人膝盖上，用力拍打其背部，让宝宝把水咳出来。如果因咳嗽引发呕吐，应迅速将宝宝的脸侧向一边，这样可以避免食物反流回咽喉、气管。然后用手帕缠在手指上，伸进宝宝嘴里，将呕吐出来的食物清理出来，以保证宝宝呼吸顺畅。最后，用小棉签清理宝宝鼻孔，以免鼻孔堵塞。如果自己处理不好，可在做简单处理后送到医院进行处理。

问：宝宝从床上摔下来，用不用到医院去做头颅 CT？

王大夫答：宝宝从床上摔下来是一件难免的事，家长不要过于惊慌。需要强调的是，不要急忙将宝宝从地上抱起，否则动作过猛可能会造成其他不必要的伤害。摔下后，宝宝如果马上大哭，且声音十分响亮，大约10分钟后，面色、精神都一如往常，则脑部受伤的可能性很小，不必送到医院检查，在家里继续观察即可。宝宝摔到头部时，如果出现这几种情况应立即去医院：头部出血；摔后没有哭，呈半昏迷状态；摔后2天内出现嗜睡、反复呕吐、剧烈哭闹；摔后2天内鼻子或耳内流血等。

问：宝宝开始怕生了，该如何帮助宝宝克服这种心理呢？

王大夫答：首先，让宝宝对客人熟悉后再与之接近。如果家里来了与宝宝不熟悉的客人，可把宝宝抱在怀里，让宝宝有观察和熟悉的时间，慢慢去掉恐惧心理。这样，宝宝就会高兴地和客人交流。如果宝宝出现又哭又闹的行为，应立即将宝宝抱到离客人远一点的地方，过一会儿再让宝宝接近客人。其次，给宝宝熟悉陌生环境的时间。宝宝除了惧怕生人，还会惧怕陌生的环境。这时，爸爸妈妈要注意，不要让宝宝独自一人处在陌生的环境里，要陪伴他，让他有一个适应和习惯的过程。第三，多带宝宝接触外界。平时，爸爸妈妈要多带宝宝出去接触陌生人和各种各样的有趣事物，开拓宝宝的视野，还可带宝宝去别人家做客，特别是那些有与宝宝年龄相仿的小朋友的人家，让宝宝逐渐习惯于这种交往，克服怕生。

7~9 个月宝宝喜欢啃咬东西，学会爬着走了

7~9 个月宝宝的成长档案

7~9 个月宝宝的发育指标

指标	男宝宝	女宝宝
体重（千克）	7.1~11	6.5~10.5
身高（厘米）	67.5~76.5	65.3~75.0
头围（厘米）	45.3	44.1

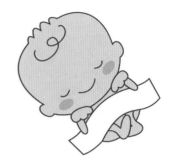

7~9 个月宝宝有哪些本领

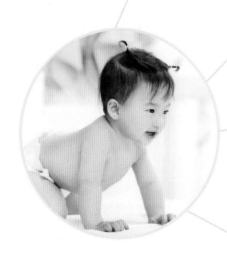

1 宝宝开始用膝盖爬行，动作比较流畅。

2 宝宝能拿着奶瓶喝奶，奶瓶掉了也会自己捡起来。

3 给宝宝不喜欢的东西，他会摇摇头，玩得高兴时，他会咯咯地笑，表现得非常欢快活泼。

4 知道自己的名字，叫他名字时他会做出反应。

7~9个月宝宝，可以吃末状辅食了

母乳或配方奶仍是宝宝的主食

虽然辅食的量和次数在慢慢增多，但不要忘记这个时期还是要以母乳或配方奶为主食。随着辅食量增多，授乳量会慢慢减少，但完全断奶对宝宝是不利的。每天至少授乳4~5次，总量应在800毫升左右。最好在吃完辅食后再授乳。

这个时期需要添加的辅食是以含碳水化合物、蛋白质、维生素、矿物质为主要营养素的食物，包括谷类、蛋黄、肉、蔬菜、水果。每次喂的辅食量应因人而异，食欲好的宝宝稍微吃得多一点。因此，不用太依赖规定的量，每次80~100克，不宜喂过多或过少。

宝宝辅食要均衡营养

这个阶段，宝宝辅食的进食量增加，要给宝宝准备营养全面而均衡的食谱。粥、面条、馄饨是富含碳水化合物的食物，新鲜的蔬菜和水果是富含维生素的食物，肉类、肝泥、蛋黄等是富含蛋白质的食物，妈妈要注意将富含这三种营养素的食物搭配在一起给宝宝做辅食。

宝宝辅食已经从泥糊状转为末状了，在这个适应过程中，宝宝的体重增长逐渐缓慢，但仍在稳步增长着，这个阶段宝宝体重每月平均增长0.22~0.37千克就在正常范围内。

食物最好用刀切碎后再喂

宝宝到了这个时候，可以用舌头把食物推到上腭了，然后再嚼碎吃。所以说，这个阶段最好给宝宝喂食一些带有质感的食物，不用磨成粉，但要用刀切碎了再喂。

宝宝吃的食物软硬度以可以用手捏碎为宜，如豆腐的软硬度即可。从米粉过渡到米粥。

通过吃肉来补充铁质

宝宝到7个月时，从母体中得到的铁质已经基本耗尽。最好通过摄取强化铁的米粉、肉来补充体内的铁质。比较适合补铁的肉类有瘦肉和肝泥，所以最好将瘦肉切碎后放到粥中喂食，更有助于宝宝消化吸收。

宝宝一天吃得够不够，看小手就知道了

美国健康机构推出了"双手控制食物热量指南"，即将每个人的双手变成食物的量器，用手可以测出你的标准饭量。对于 3 岁以内不会表达饥饱的宝宝来说，用自己的小手就能测量每餐需要吃多少食物。这种方法虽然不是特别准确，但简单实用。

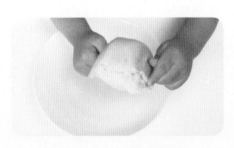

碳水化合物：两个拳头的量

碳水化合物主要来自面粉、大米等给宝宝做的主食，两个拳头的量就可以满足宝宝一天碳水化合物的需求量了。

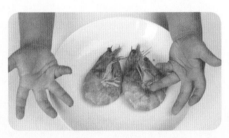

蛋白质：一个掌心的量

蛋白质主要来自肉类、鱼类、鸡蛋、奶制品、豆类等，宝宝每餐的摄入量为一个掌心的大小，且厚度也相当。

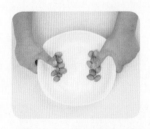

脂肪：1~2 根拇指的量

脂肪主要来自于肉类、植物油、坚果等，宝宝每餐的摄入量为1~2 根拇指大小即可。

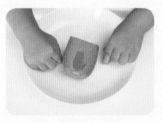

蔬菜：两手抓的量

宝宝两只手能够抓起的菜量就可以满足他一餐对蔬菜的需求量，做熟后相当于两个拳头。

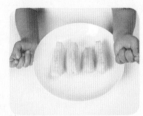

水果：一个拳头的量

宝宝一天水果需求量相当于一个拳头大小（可食入部分）。

大多数情况下，呕吐能自愈

呕吐一般不需用药

大多数情况下，宝宝呕吐可以在不接受任何药物治疗的情况下自愈。对于这种症状，父母千万不要擅自给宝宝服用一些非处方或处方药物，除非是医生特别给宝宝开的药。

呕吐后应如何正确抱宝宝，避免窒息

当宝宝发生呕吐时，妈妈应将其抱起或让宝宝坐起来，躺着时让宝宝侧过头，可避免呕吐物呛入气管，影响呼吸，甚至引起窒息。

突然发热伴有呕吐应少量多次补水

生活中，宝宝常常会突然出现发热伴有呕吐的情况。如果是高热并伴有呕吐，宝宝的精神会略显疲劳。这时，爸爸妈妈应采取以下措施：

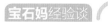

宝石妈 经验谈

**年龄不同，
漱口方法不同**

对于年龄小的宝宝，呕吐后可以多次喂水来帮助清洁口腔。

对于年龄大的宝宝，呕吐后用温水漱口即可。

1 若孩子精神状况比较好，可以帮他用温水洗个澡，将水温调至35~37℃，帮助散热降温。水温一定要适当，因为水温过高会扩张血管，机体耗氧量也会增大，不利于病情的好转，但要注意全身保暖。

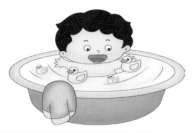

2 如果宝宝夜里反复呕吐，吐完之后给宝宝喝水。如果连水都吐出来，可以少量多次地给宝宝喂水。但应注意，如果是频繁呕吐，需短暂禁食。

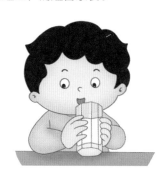

给宝宝创造条件，让他利索爬行

为宝宝的爬行创造良好条件

宝宝开始爬行了，爸爸妈妈一定要意识到：宝宝需要活动空间了、需要装备了！那么，就为宝宝创造良好的条件，让宝宝快乐地爬行吧！

准备爬行装备

连体服：上衣和裤子连成整体，任凭宝宝怎样活动都不会曝露腹部、腰部，尤其可以保护肚脐。初学爬行的宝宝最好穿连体服，熟练爬行后的宝宝可以穿普通衣服。

护肘、护膝：爬行时，宝宝的肘部、膝盖等可能会受伤，尤其是比较淘气、胆子较大的宝宝，最好穿上护肘、护膝。

消除危险因素

直接触碰到的：针线、笔、别针、纽扣、香烟、化妆品等。爬行时的宝宝恰逢口欲期，随手抓到的东西就会塞进嘴里。

间接触碰到的：触碰、拉拽一样东西（比如桌布）导致与之有关的器具（热水瓶、碗碟等）掉下。尤其要注意电源插座的处理。

宝宝不会爬怎么办

帮助宝宝协调四肢

宝宝学习爬行时，妈妈可以扶着宝宝的双手，爸爸扶着宝宝的双脚，妈妈拉左手的时候爸爸推右脚，妈妈拉右手的时候爸爸推左脚，让宝宝的四肢被动地协调起来。这样教一段时间，等宝宝的四肢协调好后，就可以用手和膝盖协调地爬行了。

让爬行中的宝宝腹部着地

在练习爬行时，刚开始可以让宝宝的腹部着地，不仅能训练宝宝爬行，还能训练宝宝的触觉。一旦宝宝能将腹部离开床面靠手和膝盖爬行时，就可以在他前方放一只滚动的皮球，让他朝着皮球慢慢地爬去，逐渐地他会爬得很快。

多与会爬的宝宝一起玩耍

宝宝模仿能力很强，可以让他与一些会爬的宝宝一起玩耍。与同龄宝宝的同步爬行的意识会激励着宝宝，能给宝宝带来极大的动力和积极性。

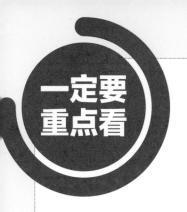

一定要
重点看

逮着东西就吃，宝宝误吞药品、毒物等怎么办

宝宝已经会四处爬了，家里一些常见的"危险物品"，如染发剂、驱虫剂、食品干燥剂等都需要放置妥当。如果宝宝不小心误服了，该怎样处理呢？

禁止自行催吐，须立即就医的情况

误服误吞物	危险程度	应采取的措施	误服后可以喝的饮料
清洁剂（厕所用、排水管用、微波炉用）	很少的量就会导致皮肤溃破，很危险	用清水彻底漱口，喝半杯奶，然后立即就诊	牛奶
指甲油、除光液	进入气管会导致化学性肺炎，少量也会造成危险	即使量很少，也应立即就诊	/
漂白剂	很少的量就会导致皮肤溃破，很危险	用清水彻底漱口，喝半杯牛奶，然后就诊	牛奶
长效染发剂	毒性很强，即使很少，也容易造成危险	用清水彻底漱口，喝半杯牛奶，然后就诊	牛奶
液体驱蚊剂	进入气管会非常危险	如果误饮量大，应立即就诊。如只是舔了舔，可先观察24小时。如有脸色不好、阵咳、恶心、呕吐等症状，应立即就诊	/
氧化钙、生石灰（食品干燥剂）	会导致口腔及咽喉溃烂，很危险	清洗口腔、漱口，喝些牛奶后去医院	牛奶

续表

误服误吞物	危险程度	应采取的措施	误服后可以喝的饮料
杀虫剂	有毒，很危险	清洗口腔、漱口，喝些牛奶后就医	牛奶
樟脑（防蛀剂）	吞下一点碎末也有危险	如果只用舌头舔了一下，可暂时观察。如吞下就应立即就医。此时绝对不能让宝宝喝牛奶。催吐会诱发痉挛，禁止催吐	/
汽油、挥发油	即使进入气管一滴，也可能引起肺炎	即使只是舔了一下，也应立即就医	/

可先在家催吐再就医的情况

误服误吞物	危险程度	应采取的措施	误服后可以喝的饮料
香烟	一支香烟所含的尼古丁量可致死	先催吐。如果误吞了2厘米长的干的香烟，因为难以被吸收，可先观察4小时。如果脸色不好、恶心，应去医院	/
洗涤剂	对食道、胃的破坏性比较大	可先催吐，服牛奶、豆浆、蛋清和花生油等	牛奶、豆浆、蛋清和花生油
墨水	有些化学成分有一定危害	可先催吐，再喂水、豆浆等	水、豆浆
去污粉	成分是碳酸钙和碳酸钠，有可能引起碱中毒	可先催吐，服牛奶、豆浆等，再去医院	牛奶、豆浆

可暂时先观察再依具体情况就医

误服误吞物	危险程度	应采取的措施	误服后可以喝的饮料
化妆水	有酒精中毒的危险	如果只是舔了一下或只喝了一口，可以让宝宝喝些水先观察一下。如果脸发红、表情痛苦，应去医院	水
面霜、口红	如果只是舔了一下，不必担心	先让宝宝喝些水观察一下。如果误食量多或有呕吐、恶心、腹泻等症状，应立即去医院	水
洗发水、沐浴液	如果只是舔了一下，不必担心	如果误食量较少，可让宝宝喝些牛奶后观察。如果误食量多，有腹痛、呕吐等症状，就要去医院就诊	牛奶
芳香剂	胶状或粒状制品，一般不用担心	让宝宝喝点牛奶，暂行观察。有些车用芳香剂中含甲醛，如去就诊，应拿着实物去	牛奶
义齿清洗剂	含有令人担心的漂白剂	如果只是舔或啃了一下，可让宝宝喝些牛奶后观察。如果误食量多，有呕吐、腹泻等症，应立即去医院就诊	牛奶

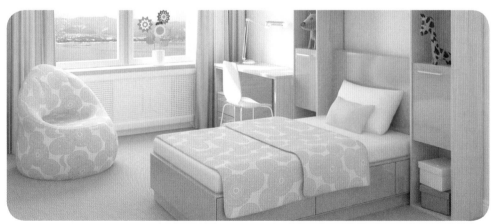

有宝宝在的场所要保持干净整洁，危险的东西尽量放到宝宝够不到的地方。

大人放松宝宝疯玩的益智亲子游戏

宝宝过隧道，帮助锻炼爬行

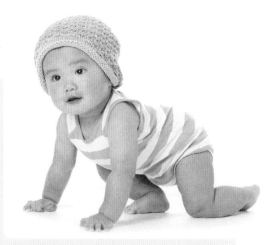

关键能力培养

锻炼宝宝的爬行能力。

这样玩游戏

1. 用枕头、毯子、被子等东西设计一个有障碍的小通道。在宝宝慢慢爬行时，这些障碍物能帮助宝宝协调平衡能力，锻炼爬行技巧。

2. 爸爸妈妈用玩具或语言逗引宝宝爬过这个通道。这时的宝宝四肢协调性比较好，有的宝宝甚至能四肢撑起来手膝爬了，头颈抬起，胸腹部离开床面，可在床上爬来爬去，翻过枕头和被子等障碍物。

温馨提醒

当宝宝爬过这个通道时，爸爸妈妈要用语言鼓励、指导宝宝，跟宝宝对话，如"宝宝加油，快到小山了，加油爬过去哦""宝宝小心点，用手抓住被子"等。

抓起放下，让宝宝手指更灵活

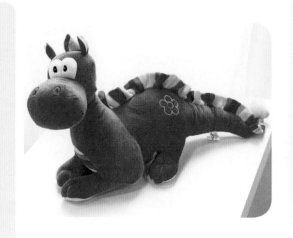

关键能力培养

培养宝宝手的灵活性、拿取物体的准确性，以及语言理解能力。

这样玩游戏

妈妈递给宝宝一个小手容易抓放的物体。妈妈示范"抓起""放下"，语言和动作要配合，让宝宝跟着模仿。

温馨提醒

不要让宝宝把东西放到嘴里，可以吃的东西例外，但要注意安全。

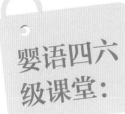

撕纸、扔东西

撕点纸，我就高兴

宝宝自述

最近我发现纸巾很有意思，不仅能擦手、擦屁屁，还成了我最喜欢的玩具。我撕我撕，我撕撕撕，三下两下一张纸巾就变成小瓣花花了。看着它随着我的小手一拉一掭一分为二，那感觉太爽了！

婴语解析

这时候的宝宝特别喜欢撕纸，这不是宝宝淘气，不爱惜东西，而是宝宝想通过自己的努力改变某些事物。这时，宝宝的手部动作渐趋精细，手眼协调能力也基本具备。当他发现通过自己的小手动作可以改变纸的形状和发出声响时，会感到欢乐和惊喜，故而乐此不疲。

> **王大夫解析**
>
> 父母不应阻止宝宝撕纸，应教会宝宝将大纸撕成小纸，再撕成纸屑，使宝宝认识到自己有改变外界环境的能力而得到乐趣，同时也可训练宝宝手眼的协调能力，促进宝宝大脑发育。需要注意，不要将很脏的纸交给宝宝，以防传染疾病。

扔东西，是新的探索方式

宝宝自述

我最近迷上了一种新的探索方式，那就是扔东西，只要是我能拿到的东西我都喜欢往地上扔，因为我喜欢东西和我的手分开的这个过程。可惜妈妈好像并不理解我，在她看来我这是不听话的表现，我真的好委屈！

婴语解析

宝宝把东西扔出去的时候，他会非常高兴，认为自己又多了一种本领，因此会一直扔，乐此不疲。宝宝还会观察物体坠落的过程，并注意不同物体落地的声音，他会渐渐发现东西落地和发出声音是有联系的，从而锻炼逻辑思维。

> **王大夫解析**
>
> 家长对宝宝扔东西要充分理解，并提供一定的帮助，比如为宝宝准备一些不怕摔的玩具，让宝宝扔个够。但是宝宝毕竟年纪还小，手脑协调性还不是很好，所以扔东西时很有可能会损坏物品，但是爸爸妈妈也不要大呼小叫地责备宝宝。

问：我家宝宝快 8 个月了，最近发现他的大腿关节总是啪啪响，转头的时候，颈椎也会响。他平时活动也没什么异常，爬和坐都不错，就是一抱起来或者翻身时关节就会响，这是怎么回事啊？

王大夫答：一般3个月大到1岁的宝宝，都有可能出现关节响。这种情况可能是因为关节韧带比较松，或者关节内脂肪垫活动时发出声音，属于正常的生理现象，随着宝宝的逐渐发育就会消失，家长不要紧张。如果关节响的同时关节活动受限，就必须去医院就诊。

问：我家宝宝 8 个月了还未出牙，是不是缺钙啊？

王大夫答：宝宝出牙时间的早晚主要由遗传因素决定。通常宝宝是6~9个月开始出牙，有些宝宝出生后4个月就开始出牙，出牙较晚的到快1岁才有牙齿萌出。所以8个月的宝宝仍未出牙不属于什么特殊情况，只要宝宝身体好，检查后没有患佝偻病或其他疾病，家长完全可以放心，平时合理哺乳和添加辅食即可。如果还一直为补钙困扰，那么可以多到户外走走，晒晒太阳，宝宝的牙齿自然会长出，没有必要给宝宝增加鱼肝油和钙片的量。

问：宝宝睡觉仰卧好还是俯卧好？

王大夫答：相对来说，宝宝仰卧最安全，可以最大限度地减少婴儿猝死综合征的风险，但一直仰卧睡觉的宝宝可能会溢奶，容易导致误吸，也可能出现扁头。俯卧可以对宝宝的腹部形成一定压迫，能有效缓解宝宝肠绞痛，但俯卧睡眠，小婴儿会有危险。宝宝的睡姿顺其自然最好，但是俯卧时要将床上的一切物品清理干净，特别是不能有松软的物品出现，以免堵塞口鼻。

问：宝宝 9 个月了，总喜欢啃咬东西，该怎样制止宝宝这个习惯呢？

王大夫答：随着神经系统的发育，宝宝的上肢运动逐渐具有了目的性。比如可以将手准确地放进嘴里，也可以将手里握着的小玩具送入嘴里，这是神经系统发育的必然结果。因此，家长完全不用制止宝宝这种行为，还应该为宝宝准备一些质量过关、安全可靠的玩具，并加以消毒，让宝宝安心"品尝"。

10~12个月宝宝
会扶着站了

10~12 个月宝宝的成长档案

10~12 个月宝宝的发育指标

指标	男宝宝	女宝宝
体重（千克）	7.7~12.0	7~11.5
身高（厘米）	71.0~80.5	68.9~79.2
头围（厘米）	46.4	45.1

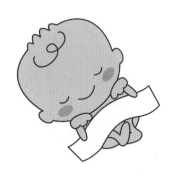

10~12 个月宝宝有哪些本领

1 宝宝能扶着东西站稳，有些宝宝自己能独立站稳了，并且扶着围栏或家具可以走了，有的宝宝能独自走上 2~3 步。

2 宝宝喜欢拿着蜡笔乱涂了。

3 宝宝会自己用勺盛饭入口了。

4 能够找出发声源，能听懂几个字的句子。

5 能够用一个单词表达自己的意思。

6 宝宝知道具体的物体是什么，在哪里。如当妈妈问他"洋娃娃在哪里"时，他会用眼睛或用手指，来表明他认识这个物体。

可以吃碎状、丁块状、指状食物了

添加些能锻炼宝宝咀嚼力的食物

这个阶段宝宝的乳牙已萌出，唾液量增加，爱流口水，开始喜欢咬硬的东西，他会将自己的小手放入口中或咬妈妈的乳头等。所以在这段时间里，可以给宝宝吃一些排骨、烧饼、馒头干、苹果等稍有硬度的食物，通过咬、啃这些食物，刺激牙龈，帮助乳牙进一步萌出，改正咬乳头的现象，同时也可及时训练宝宝的咀嚼能力。

鼓励宝宝自己吃东西

宝宝的小手越来越灵活了，可以开始锻炼宝宝自己拿勺子吃饭。给宝宝准备一套专用餐具，爸爸妈妈先给宝宝示范怎样用勺子吃饭，让宝宝进行模仿。此时，宝宝还不会自如地使用勺子，也可能不会准确地把勺子放到嘴里面，还可能把勺子扔掉直接用手吃。不管是哪种情况，都要鼓励宝宝自己练习吃饭，慢慢培养独自进餐的好习惯。

一日三餐按点吃

宝宝如果已经适应了按时吃饭的习惯，那么现在是正式进入一日三餐按点吃饭的时期了。从这个阶段起，要逐渐把辅食作为主食。随着从食物中得到更多的营养，每次的量也要增多，并且一次吃 2 种以上的食物，且注意饮食均衡搭配。

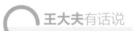

王大夫有话说

宝宝要避免接触的食物

爸爸妈妈在为宝宝准备食物时，一般应回避以下几种食物：

辛辣调味料：芥末、胡椒粉、姜、咖喱粉等辛辣调味料。

1 岁以内，食物中不放盐、不放糖、不加蜂蜜。

每次至少吃 100 克以上的辅食

这个阶段的宝宝需要通过辅食获取必要的营养。每次吃的量虽因宝宝个体差异而异，但过少的量会导致宝宝营养不均衡。到这个阶段，一般一次至少要吃100 克以上的辅食，用原味酸奶杯是 1 杯左右，也有一次食用 150 克的宝宝。

辅食中固体食物要占 50%

有些家长总认为宝宝还小，吃主食都要做到软烂，吃蔬菜、肉都要剁得很碎，吃水果都要刮成水果泥。吃点固体食物就怕宝宝会噎着。喝水也要慢慢喂，怕宝宝呛到。其实没必要这样做，如果总也不给宝宝吃固体食物，宝宝的吞咽和咀嚼能力就不会得到发展。

宝宝到 1 岁左右时，辅食中固体食物要占到辅食的 50%，这样才能很好地锻炼宝宝的咀嚼能力。而咀嚼能使牙龈结实，促进牙齿萌出，还能缓解出牙时的不适。

红豆妈经验谈

一日三餐要有不同的食物

宝宝的一日三餐应是各种不同的食谱，这能增加每天的摄取量，也能充分摄取所需的各种营养成分。妈妈可以一次做好各种食物，保存在冷冻室或冷藏室，需要时拿出加热后喂食。食材不要一次性处理好保存太长时间，因为即使在-20℃，解脂酶仍有活性。要现买现做。

注意给偏食的宝宝补充营养

随着越来越突显的个性，宝宝的饮食也越来越个性化：

有的宝宝能吃一儿童碗的饭。
有的宝宝只能吃半儿童碗的饭。
有的宝宝只能吃几勺饭。

有的宝宝很爱吃肉。
有的宝宝爱吃鱼。
有的宝宝喜欢喝奶。

这些都是宝宝的正常表现，父母要尊重宝宝的个性，不能强迫宝宝进食。食谱应当多样化，不爱吃的东西变换花样做，让宝宝喜欢吃。为了保证偏食宝宝的营养，在纠正宝宝偏食的同时，要注意补充相应营养：

不爱喝奶的宝宝，要多吃肉蛋类，以补充蛋白质。
不爱吃蔬菜的宝宝，要多吃水果，以补充维生素。
便秘的宝宝要多吃富含膳食纤维的蔬菜和水果。

手指食物，让宝宝爱上自己吃饭

什么是手指食物

手指食物指在引入固体食物之后，宝宝可以自己用手抓取进食的食物，通常手指食物都是小块或小条的形状，以便宝宝抓握、咬食。手指食物并不局限于手指形状的食物，洋葱圈、水果块等都是手指食物。

手指食物带来的好处

锻炼宝宝的各种能力

手、眼、口的协调能力
宝宝通过手抓食物，可以慢慢地学会根据食物的大小、软硬，来思考怎么抓，如何放进嘴里等。

控制咀嚼和吞咽节奏的能力
妈妈喂食会掌握节奏，宝宝吃自己亲手抓来的食物，需要自己学会有控制性的吞咽和咀嚼，否则会被呛到。

促进宝宝尽快自主吃饭
如果宝宝表现出想要抓大人碗里的食物，妈妈就可以为其准备一些手指食物，这样有利于宝宝尽快自主吃辅食。

手指食物添加原则

大小易抓
开始给宝宝的手指食物，大约是宝宝大拇指的大小，也就是豆粒那么大，逐渐可以切成小块或长条，可以根据宝宝的抓握能力调整手抓食物的形状。

软硬适度
手指食物的软硬度以宝宝可以用牙龈磨碎为准，逐渐增加食物的硬度，这样有利于宝宝的口腔发育。

安全第一
质地硬且圆滑或者难以吞咽的小块食物都不要给宝宝喂食，以免发生哽噎，这些食物有整颗的葡萄、整粒花生米、葡萄干等。宝宝进食时，一定要有父母在旁照顾，以免发生意外。

环境不必幽雅
宝宝刚开始吃手指食物，一定会把周围的环境搞得一片狼藉。可以给宝宝穿上围兜，等宝宝吃完后一起打扫卫生。所以当宝宝进食时，不必太在意环境是否幽雅。

手指食物的挑选有 2 个原则

1 避免食物过敏。

2 避免宝宝消化问题，保护宝宝的脾胃功能。如果是宝宝没有尝试过的新食物，一定要少量给宝宝尝试，而且尝试 3~5 天后，再与其他食物混合添加。凡是常吃的食物均可以作为手指食物。肉类也可以作为手指食物，比如鸡肉丁、牛肉丁、羊肉丁等。

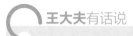

王大夫有话说

手指食物什么时候添加因人而异

因为每个宝宝的发育情况是不一样的，所以每个宝宝开始吃手指食物的时间也没有统一的标准。所以，不要拿自己的宝宝和别的宝宝进行比较，而是应该根据宝宝的发育情况和对食物的兴趣决定什么时候给他添加手指食物。

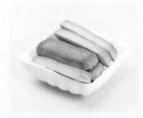

磨牙饼干

可以作为宝宝的第一种手指食物，注意选择入口后易化的，以免宝宝直接吞咽。

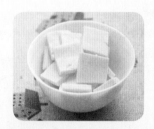

奶酪

富含蛋白质、钙、维生素等，注意看食品营养标签，选择钠含量低、钙含量高的奶酪。

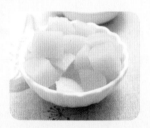

水果丁

香蕉、桃子等切成丁或条，是宝宝极好的手指食物。注意不要选择过硬的水果。

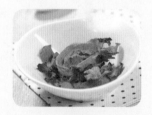

蔬菜条

胡萝卜、南瓜等蒸熟后，切条、晒干即可成为手指食物。

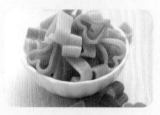

儿童切面

富含蛋白质、碳水化合物、维生素、钙、铁等矿物质，为宝宝提供多种营养。开始可以只煮切面，慢慢可逐渐加一些蔬菜等辅料。

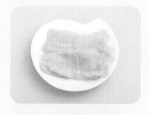

鱼肉片

蒸熟后，凉至常温，撕成小片。注意挑选鱼刺少的，避免选择方头鱼、鲅鱼等汞含量高的。

宝宝开始学走路，要做好防护了

宝宝可以迈出第一步了

宝宝能熟练地爬行，平稳地坐下来，而且能够抓住身边的东西站起来。有些宝宝还能摇摇晃晃地走几步。不同的宝宝会有很明显的差异，有些宝宝1岁左右就能自己走路，而有些宝宝1岁多才学会走路。对于这一年龄段的宝宝，妈妈应该给予帮助和鼓励，锻炼宝宝独立行走。

给宝宝穿便于走路的衣服

由于宝宝的活动非常频繁，所以要穿便于活动的衣服。宝宝活动量大，容易出汗，因此要经常换洗衣服，保持清洁。宝宝成长比较快，在挑选衣服时，往往要挑选尺寸大一号的衣服。如果袖子或裤腿太长，可以挽起来，以便宝宝活动时不受影响。不会走路的宝宝，穿的衣服应该和大人在安静状态下感觉舒适时所穿的衣服一样厚薄。如果宝宝已经会走会跑了，就要比大人少穿一件。

宝宝穿袜子，保护小脚丫

1 **避免外伤。** 随着月龄的增长，宝宝下肢的活动能力会增加，常会乱动乱蹬。这样一来，损伤皮肤、脚趾的机会也就增多了，穿上袜子可以减少这类损伤的发生。

2 **保持体温。** 宝宝的体温调节功能尚未发育成熟，当环境温度略低，摸宝宝的脚就会感觉凉凉的，如果给他穿上袜子，就能起到一定的保温作用，避免着凉。

3 **清洁卫生。** 宝宝肌肤接触外界的机会多了，一些脏东西，如尘土等有害物质，可通过宝宝娇嫩的皮肤侵袭身体，增加感染机会，穿上袜子能起到清洁卫生的作用，还能防止蚊虫叮咬。

让宝宝学习起来、蹲下

1岁左右的宝宝不但能站起、坐下，还能绕着家具走。在站立时，宝宝能够弯下腰去捡东西，也会试着爬到矮一些的家具上去。尽管这时宝宝走路还不太稳，但对走路的兴趣很浓。这个时期，爸爸妈妈一定要加强宝宝走路的训练。宝宝在最初扶物站立时，可能还不会坐下，爸爸妈妈要教他学会如何低头弯腰再坐下。

学步车能让宝宝很快学会走路吗

刚开始走路的宝宝，大腿肌肉不够发达，家长担心宝宝受伤、学得慢，便用学步车来辅助宝宝。实际上，这种做法干扰了大脑和四肢之间协调性的锻炼进程。宝宝想要好好走路的意识被大大削弱，依赖心理越来越重，甚至会出现踮脚走路的现象。

学步车为宝宝提供了更大的活动自由度，但身在其中的宝宝并没有足够的能力控制它的节奏和速度，一不小心，就会出现快速滑行甚至翻车。因此，用学步车用不好，不仅宝宝学不会走路，而且会受到伤害。

可以用简单小推车辅助行走

其实，宝宝学会走路的关键就是多爬，如果宝宝爬得利索，家长就不必担心宝宝走路的问题。当然，看着宝宝着急走路，已经不满足于爬行了，家长可以给宝宝用简单的小推车。注意选购小推车应注意符合宝宝的身高。给宝宝使用时，家长可以在车里放一些重物（比如几本书），以降低车速，防止宝宝摔倒。

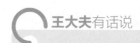
王大夫有话说

宝宝喜欢爬高，妈妈不要阻止

爬高是宝宝的兴趣所在，尤其是已经学会走的宝宝，他们的小腿更有力气了，所以也就更喜欢爬高了。妈妈没必要制止宝宝爬高，免得伤害宝宝的自信心。不过在宝宝爬高时，妈妈不要离开宝宝一臂的距离，要将危险的物品收起来，拿走窗户旁边可以垫脚的物品，在地面上铺上厚垫子等，在保证安全的前提下，给宝宝充分的自由。

宝宝理发时不配合，这4个妙招轻松控场

妙招1：预演做游戏，增加认同感

很多家庭都会给宝宝准备一套理发用具，干净又放心。平时可以多拿出来给宝宝看一看，不插电给宝宝玩一玩，宝宝熟悉之后就不会那么害怕了。跟宝宝玩理发的游戏，观摩他人理发的过程等都会减轻宝宝的不安全感。当宝宝熟悉理发的过程后，就比较容易放松，也愿意在理发时配合家长。

妙招2：10分钟以内理完发

大多数宝宝天性好动，难以长时间集中注意力，因此顺利完成理发的关键，就是要尽量缩短理发的时间。宝宝理发的时间控制在5分钟为宜，最长也不要超过10分钟。这就要求爸爸妈妈做好准备，多了解和熟悉理发的技巧。刚开始不熟练，如果一次理不完，也可以看宝宝的心情，分两次理完。

妙招3：停下逗一逗

让宝宝一动不动坚持5分钟很困难，可以先定个小目标，坚持5秒钟。理发前，和宝宝约定好，"从1数到5，就可以动了"，每次数完后，拿开理发器，让宝宝稍微动一下，这样双方都轻松，也有利于接下来继续理发。

妙招4：鼓励奖赏连带哄

1岁以下的宝宝可以拿他平时最喜欢的玩具来分散注意力。1岁以上的宝宝，妈妈可以提供一些宝宝爱吃的辅食等，告诉宝宝理完发就可以吃了，让宝宝配合理发。有了激励和目标，还有最爱的爸爸亲自操刀，宝宝们也会努力克制自己，渐渐不再害怕理发。

婴幼儿急疹，宝宝可能都要经历的一次发热

如何分辨婴幼儿急疹

出生后到现在从没发过烧的宝宝，突然出现高热（38～39℃），但没有流鼻涕、打喷嚏、咳嗽等感冒症状时，要考虑是否是婴幼儿急疹。半数以上的宝宝在 1 岁左右会出现婴幼儿急疹。婴幼儿急疹最显著的特点是持续发热 2~3 天，然后宝宝的面部、胸部、背部会出现小红疹子，疹子出来了热就退了。

婴幼儿急疹重在护理

婴幼儿急疹不会引发别的并发症，疹子出了之后自己就好了。但是很多家长见到宝宝发热就特别着急，非要带着宝宝去医院做各项检查，又是吃药又是输液，大人宝宝一起遭罪。

宝宝发热时，家长要做到心里有数。如果是婴幼儿急疹，在发热的这几天，不管是物理降温还是吃退烧药，都只是暂时性地退热，很快还会烧起来。在发热期间宝宝精神状态虽然不如以往，但看起来并不像得了什么大病。有想玩玩具的意愿，哄逗时还会露出笑脸。喝奶量虽不如平时，但也不是一点儿喝不进去。有的宝宝会有大便稀或次数增多。

如果符合上述情况，建议爸爸妈妈只为宝宝做物理降温，用温水擦拭宝宝的额头、腋下、腹股沟等处，可以洗温水澡，同时要多给宝宝喝温水，必要时吃退烧药，将体温控制在 38.5℃以下，避免出现高热惊厥。一般体温下降或恢复正常后就开始出疹子了，从面部开始，逐渐遍及全身，皮疹出来病就快好了，2~3 天后皮疹会逐渐消退。

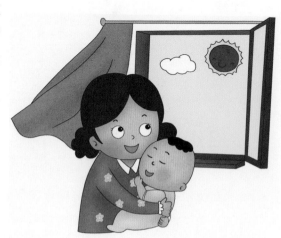

宝宝咳嗽，如何才能少遭罪

咳嗽是宝宝非常常见的一种呼吸道疾病，通常是病毒感染引起的。治疗宝宝的咳嗽，最重要的是找到引起咳嗽的原因，然后对症治疗。

宝宝怎么会出现咳嗽

引起宝宝咳嗽的病因主要有以下几种：

常见病因	罕见病因	其他病因
普通感冒、流行性感冒、支气管炎、咽炎、百日咳、哮喘、过敏性鼻窦炎、肺结核等疾病引起的。	引起宝宝咳嗽的病因十分罕见或者比较隐匿。	呼吸道异物，比如吃东西时呛到了；一些有刺激性的气体，宝宝吸入后会引起咳嗽。

此外，大人咳嗽时，一定要与宝宝进行适当隔离，以免传染给宝宝。如果宝宝只是偶尔咳嗽，而且无痰，可能是室内环境干燥所致。平常要保证宝宝充足的睡眠和水分，室内保持适宜的湿度，改善干燥环境。

宝宝的咳嗽有多种

1 通过宝宝咳嗽的声音，可以判断宝宝可能患有的疾病。比如，如果宝宝咳嗽声音类似犬吠，可能患有急性喉炎。

2 宝宝咳嗽如果在夜里较为严重，白天较轻，则可能是由过敏引起的。

3 如果宝宝呼吸带有丝丝的鸣音，可能是哮喘。不过，支气管炎、肺炎等疾病也可能有这种症状，需要到医院进一步确诊。

需要说明的是，很多家长担心宝宝咳嗽会导致肺炎，其实恰恰相反，是肺炎、感冒引起的咳嗽，咳嗽只是疾病表现出的一种症状。

王大夫有话说

咳嗽也是宝宝的一种防御能力

咳嗽是几乎每个宝宝都会出现的症状，时间有长有短，程度有轻有重。其实，咳嗽是身体一种重要的防御机制，是咽喉、气管、支气管黏膜对刺激的一种反应。大多数情况下，咳嗽是缓解病痛的自我保护，能清除咽部和呼吸道分泌物中的有害物质和异物。但如果咳嗽的时间过长、频繁、剧烈，常提示存在潜在疾病，应积极处理。

宝宝咳嗽，排痰比止咳更重要

宝宝咳嗽时，喉咙里有许多痰液，而由于呼吸系统发育不够完善，不能像成人那样将痰液顺利咳出，通常会直接吞咽下去，只有通过大便或呕吐排出体外。如此一来，大量病菌便堆积在呼吸道内，容易导致感染。因此，家长应学会有效地帮助宝宝排痰。

拍背法	饮水法
让宝宝侧卧，轻拍其背部。	少量多次，给宝宝饮用足够量的水。

饮食牢记"一多一少"

多食用新鲜蔬果：可补充足够的矿物质及维生素，对缓解感冒咳嗽很有益处。多食含有胡萝卜素的蔬果，如猕猴桃、番茄、胡萝卜等，一些富含维生素 A 或胡萝卜素的食物，对呼吸道黏膜的恢复是非常有帮助的。

少食咸或甜的食物：吃咸易诱发咳嗽或使咳嗽加重，吃甜助热生痰，所以应尽量少吃。禁食刺激性食物如辛辣、油炸、冷食及致敏性的海产品；炒花生、炒瓜子之类的零食也应忌食。

王大夫有话说

不能把糖浆当水喝

有些宝宝不把糖浆当药而当水喝，咳嗽厉害了，就喝上一口。其实这么做是非常错误的，一方面容易将细菌粘在瓶口而使糖浆污染变质；另一方面不能准确控制口服的药量，要么达不到药效，要么服用过量增大不良反应。止咳糖浆若服用过多，会出现头晕等不适感。尤其是用于治疗干咳的可待因复合糖浆，长期服用会造成上瘾。因此，服用止咳糖浆不宜过多，应遵照医嘱按规定的剂量服用。

出现咳嗽后，什么时候需要看医生

6个月以下的宝宝，抵抗力较弱，一旦出现持续性咳嗽，要立即看医生。大一点的宝宝出现咳嗽时，家长可观察一段时间。通常感冒引起的咳嗽，一段时间后其程度会变轻；如果宝宝呼吸频率加快、呼吸困难、呕吐以及发热等，则应立即就医。

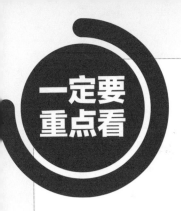

一定要
重点看

宝宝腹泻，治疗是前奏，后期需要调理肠道

宝宝大便偏稀不一定都是腹泻

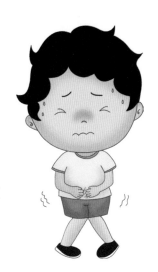

很多母乳喂养的宝宝大便偏稀，次数相对较多，但不一定是腹泻。宝宝的大便次数和形态多种多样，健康宝宝的大便也可能比大人稀很多。所谓腹泻必须是和宝宝平日固定的大便形态、次数来做比较，当其所含水分增多，带有黏液或颜色有所改变，大便次数也较平常增加才算数。

宝宝腹泻有哪些表现

宝宝轻微腹泻主要表现为食欲缺乏，偶尔伴有呕吐，大便次数增多且性状改变，但没有脱水症状；严重腹泻表现为食欲低下，有明显的脱水、发热、精神萎靡、嗜睡等症状。

宝宝腹泻要立即用止泻药吗

宝宝腹泻是细菌、病毒、真菌、过敏物质等对肠道黏膜刺激引起的吸收减少或分泌物增多的一种现象，是肠道排泄废物的一种自我保护性反应，通过腹泻将肠道有害物质排出体外。所以，宝宝腹泻并一定就是坏事，如果立即用止泻药，容易导致肠道内细菌、病毒、毒素等滞留肠道，会对宝宝肠道造成更严重的伤害。

宝宝腹泻时，妈妈在不刻意止泻的前提下应做到：

1. 注意预防和纠正脱水，可以让宝宝喝补液盐水。

2. 在医生指导下，针对腹泻原因适量用药。

3. 除喝奶以外，饮食要清淡、易消化。

腹泻期间要注意屁屁护理

1 大便后及时擦净大便。

2 用细软的纱布蘸水擦净肛门周围的皮肤。

3 宝宝用过的东西要及时清洗、消毒，并在阳光下暴晒，以免交叉感染。

4 涂些油脂类药膏，及时更换纸尿裤或尿布。

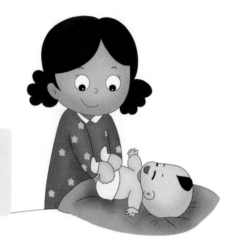

按按腹部、推推脊，能增强肠胃吸收功能

如果宝宝病情不是很重，吃药又非常困难，妈妈可以给宝宝按摩，通过增强胃肠道的消化吸收功能，使腹泻停止。

揉揉腹部，改善肠胃蠕动

让宝宝仰卧床上，妈妈用一手掌面沿逆时针方向揉摩腹部，约15分钟，能起到调整肠胃功能的作用。

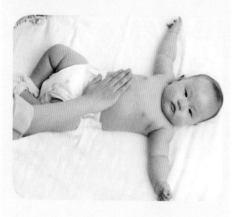

捏捏脊，调整肠胃功能

宝宝俯卧床上，妈妈由下而上推脊柱及脊柱两侧肌肉隆起处，以发热为宜，有辅助止泻的作用。

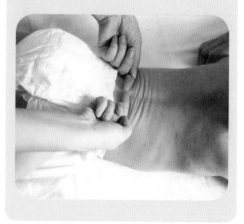

这 2 个止泻偏方很有效

蒸苹果	炒米煮粥
取1个苹果，洗净，对半切开，去核，切成均匀的小块，放入盘子中，上锅大火蒸5分钟给宝宝吃，止泻效果好。	取大米30克，洗净，烘干，用小火炒至米粒稍微焦黄。锅内放适量水，加入炒米煮至米烂粥稠即可。此粥有止泻的作用，还可促进消化，小婴儿喝煮粥时的米汤就可以了。

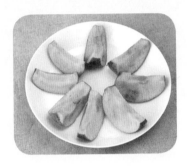

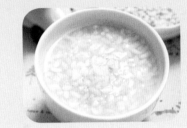

宝宝腹泻了，要及时补锌

世界卫生组织针对宝宝腹泻提出了新的护理原则：腹泻补锌。经过调查发现，对于 0.5~3 岁的宝宝，80% 的急性腹泻都存在不同程度的锌缺乏症，且腹泻时间越长缺锌越严重，主要是因为腹泻会妨碍锌的吸收。

对于 0~3 岁的宝宝来说，葡萄糖酸锌比较好吸收，直接给宝宝喝即可。建议腹泻的宝宝口服补锌 10~14 天，补充宝宝腹泻时所流失的锌，能预防腹泻再次发生。也不要一见到腹泻停止了就不再给宝宝补锌，要遵医嘱坚持治疗疗程。

哪些情况下，宝宝腹泻需看医生

1 宝宝拒绝进食、喝水超过数小时。

2 宝宝大便中见血或黏液；体温超过37.5℃，宝宝看上去状态很不好。

3 口服补液补不进去或没有效果。

4 宝宝有严重腹痛症状。

5 宝宝有重度脱水症状。

王大夫有话说

宝宝腹泻，不能"试着吃"抗生素

细菌与人类是共生的关系，如果肠道没有细菌，那么肠胃功能就不能发挥作用。婴儿肠道中的有益菌群相对成人少很多，服用抗生素容易杀死大部分有益菌，造成宝宝肠道菌群紊乱，无法消化食物而产生腹泻。所以，应遵从医嘱，不是细菌性肠炎，不要服用抗生素。

小儿轮状病毒感染如何护理

1岁以下宝宝为轮状病毒感染的高危人群

轮状病毒主要感染小肠上皮细胞，从而造成细胞损伤，很快会引起宝宝呕吐、腹泻、发热等，通常会导致腹泻后脱水。它主要通过消化道传染，传染性极强。

任何年龄的人群都可能感染轮状病毒，通常，6岁以下的宝宝更容易感染，而1岁以下的宝宝则为轮状病毒感染的高危人群。年龄越小，呕吐、腹泻等病情越严重。

宝宝轮状病毒感染有哪些症状

突然起病、呕吐、发热	腹泻	脱水
体温多在37~39.5℃，有些宝宝有咳嗽等呼吸道症状。	大便次数增多，如蛋花样，每天5~10次，有时带有少量黏液，有酸臭味。	腹泻严重的宝宝会出现囟门凹陷、哭时无泪、皮肤干燥且弹性差、尿量少等症状。

宝宝轮状病毒感染能用抗生素吗

有些妈妈一看到宝宝腹泻了，立刻用抗生素。实际上，秋季腹泻是由轮状病毒引起的，没有必要用抗生素。轮状病毒可伤害肠道黏膜，大便常规检查除可查出轮状病毒抗原阳性外，还可能发现少量白细胞和红细胞，但不要为此就用抗生素，以免造成交叉感染，延长病程。

为什么给宝宝用抗生素？妈妈常理所当然地说，"为了消炎"。有这样想法的妈妈非常有代表性，但抗生素只针对细菌或一些特殊微生物感染，对病毒是没有作用的，是有害而无益的。所以，妈妈们别再盲目给宝宝用抗生素了。

宝宝轮状病毒胃肠炎的护理

1 补充足够水分

如果宝宝出现腹泻并伴有呕吐时，可以买些口服补液盐（一般药店都有）。喝的时候按说明要求调配，分次服用，既能保证水分摄入，还能补充电解质。

2 喂点流食和易消化的食物

宝宝腹泻期间，除了喂奶外，还可以喂些米汤等流食。待呕吐停止后，宝宝如果有食欲，可以添加一些易消化的辅食，如大米粥、面片汤等。

年龄	每次大便后补充量（毫升）
<6个月	50
6个月~2岁	80~100
2~10岁	100~150

注意： 根据排便量和次数多少决定口服补液盐的用量。如果宝宝4小时没有排尿，并且哭时少泪、口腔干燥，应及时就医，必要时通过静脉输液纠正脱水。

口服轮状病毒疫苗对预防腹泻有益

预防轮状病毒感染最有效的方法就是口服轮状病毒疫苗。国产轮状病毒疫苗是减毒重组的活疫苗。服用疫苗后，会大大降低感染轮状病毒的机会，但不能做到 100% 的预防。但疫苗接种后，即使出现轮状病毒感染，病情也会减轻，病程会缩短。

奶瓶必须高温消毒

轮状病毒是经由粪口途径传播的，奶瓶是宝宝最重要的用餐工具，如果奶瓶消毒不彻底，就可能会沾染病毒，造成宝宝感染轮状病毒。

轮状病毒感染期间，奶瓶应每天消毒一次，用开水煮沸 15 分钟，平时用开水烫一下即可。消毒方法还有蒸汽锅消毒法（见第 41 页）、微波炉消毒法（见第 106 页）、专用消毒柜消毒法等，妈妈可根据奶瓶材质选择适合的消毒方法。

大人放松宝宝疯玩的益智亲子游戏

小小建筑师，培养空间思维能力

关键能力培养

通过游戏，培养宝宝的空间思维能力和手眼协调能力。

这样玩游戏

将一些积木放在宝宝的身边，妈妈拿起积木搭建一座金字塔。当搭建金字塔的顶部时，留下塔尖，将积木递给宝宝，让宝宝将积木放上去。让宝宝将积木推倒，妈妈和宝宝一起重复上面的游戏。

温馨提醒

游戏时，给宝宝演示搭积木的方法，可以让宝宝感受基本的积木建筑结构关系。

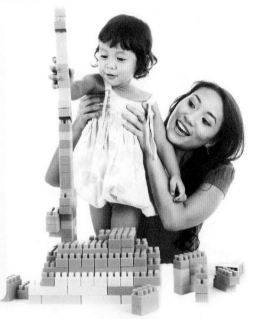

玩沙子，开发模仿创造能力

关键能力培养

通过沙子的可塑性，锻炼宝宝的模仿创造能力。

这样玩游戏

给宝宝准备一个小桶、一把小铲子、一桶潮湿的沙子。将桶中的沙子倒出来，教宝宝用沙子堆成一个"小山"。也可以鼓励宝宝自由发挥，进行创造。

温馨提醒

游戏过程中让宝宝自己来创造，妈妈不用过多地干涉。

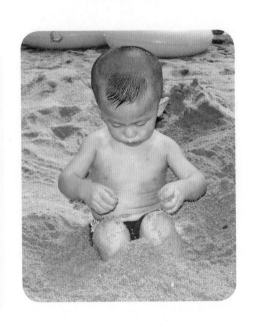

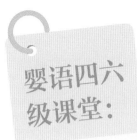

什么都往嘴里放、不让妈妈换纸尿裤

什么都往嘴里放

宝宝自述

我都已经 10 个月了，突然发现周围好多陌生的东西啊，它们都是什么呢？让我万能的嘴来尝尝吧！哦，这个积木是硬的，咬不动；这个毛巾软软的，可是好多毛。我觉得我的嘴太厉害了，可是妈妈为什么要制止我用嘴尝东西呢？

婴语解析

宝宝会坐、会爬之后视野宽阔了很多，活动范围也大了，现在的世界对他来讲是陌生又新奇的，他渴望用自己的方式去探索这个世界。而嘴就是他探索世界的工具之一，他会用嘴认识周围所有的一切，什么东西都能放到嘴里。同时，这个过程也完成和健全了嘴的功能。

王大夫解析

最初宝宝只是用嘴来认识自己的手，当手的功能被宝宝理解之后，宝宝就开始用手和嘴相结合来认识世界了。所以这个年龄段的宝宝什么都喜欢用手拿着放到嘴里。只要没有危险，建议妈妈不要随便制止宝宝的行为。

不让妈妈换纸尿裤

宝宝自述

妈妈每天都要给我换好几次纸尿裤，我一点儿都不喜欢换纸尿裤，可是不管我怎么反抗，妈妈还是要给我换，换纸尿裤真讨厌。

婴语解析

宝宝正玩得开心的时候，妈妈却过来给宝宝换尿裤，宝宝自然不乐意。而且如果总是硬逼着宝宝换纸尿裤，宝宝的想法中就会形成"换纸尿裤就是讨厌的事情"的概念，会越来越激化宝宝的反抗情绪。

王大夫解析

妈妈要尽量采用游戏的方式，让换纸尿裤成为一件快乐的事。可以先说："小熊的纸尿裤尿湿了，我们帮小熊换下纸尿裤吧！"然后和宝宝一起给小熊穿上纸尿裤，这时候再和宝宝说："小熊会乖乖换纸尿裤了，宝宝也换一下吧。"等宝宝换好之后，要夸夸宝宝："宝宝真棒，小屁屁干净了，好舒服啊！"

问：我家宝宝非常淘气，还不听话，我是不是可以对他进行惩罚呢？

王大夫答：不建议用惩罚的方法教训宝宝。尤其是1岁以前的宝宝，身体协调能力较差、思维方式单一，很多时候犯错误并不是故意的。宝宝1岁以后才会有分辨是非的能力。如果1岁以上的宝宝做错事了，首先要告诉宝宝他错了，妈妈很生气，然后要告诉他错在哪里，让他认识到自己的错误。

问：宝宝 12 个月了，我牵着他的小手让他学走璐，可是发现宝宝迈步时足跟老是不着地，而是踮着脚尖。宝宝怎么会这样走路呢？

王大夫答：宝宝在刚开始学走路时，尤其大人拉着练习走路时容易踮脚尖，这时可以检查宝宝的足背屈角，如小于60度则是正常的，一旦宝宝走路稳了，也就不踮脚尖了。如果伴有下肢肌张力增高，应去医院检查。

问：宝宝马上就满1周岁了，但是他每天凌晨两三点钟总是要吃夜奶，之前试过很多办法断夜奶都没成功，我该怎么办？

王大夫答：宝宝现在还断不了夜奶，其中一个原因是因为饿，另一个原因常见于母乳喂养的宝宝需要妈妈的安慰。你要了解你的宝宝是哪种原因。如果宝宝饿了想吃奶，那就要让宝宝吃饱，入睡前半小时可以给宝宝喝顿奶。如果是需要吸吮安慰，那么可以换一种安慰宝宝的方式，比如温柔地抱着宝宝，轻声地哄宝宝等。逐渐和妈妈分床睡，培养宝宝独立入睡的习惯。断夜奶和断奶一样，都不能着急。

问：宝宝脾气不好怎么办？

王大夫答：当宝宝无理取闹时，可以采用冷处理的方法。适当强制性地让他休息片刻、换种方式转移宝宝的注意力或者选择暂时冷落他一阵。要让宝宝知道发脾气的方法没有用，慢慢他就会停止用发脾气来达到自己的目的了。之后在家长的耐心教导下，慢慢学会自我控制情绪。

1~1.5岁宝宝
小小外交家

1~1.5 岁宝宝的成长档案

1~1.5 岁宝宝的发育指标

指标	男宝宝	女宝宝
体重（千克）	8.8~13.7	8.1~13.2
身高（厘米）	76.9~87.7	74.9~86.5
头围（厘米）	47.6	46.4

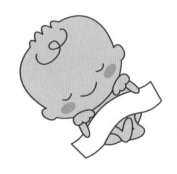

1~1.5 岁宝宝有哪些本领

1 宝宝会爬到沙发或椅子上，然后转过身来，自己坐好。

2 宝宝能一次性地将书翻 2~3 页，还会把瓶盖打开又盖上。

3 宝宝会从小区门口走到自己的家了。

4 宝宝会说自己的小名，会背简单的数字，如 1、2、3 等，大人说儿歌时会接最后 2~3 个字。

5 宝宝开始主动喜欢到户外玩耍、做游戏了，喜欢到小朋友多的地方玩，但一般还是各自玩耍，互不交流。

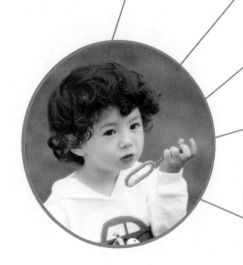

1~1.5 岁，可增加软烂型食物了

能正式咀嚼并吞咽食物了

1 岁以上的宝宝开始长出臼齿，发育快的宝宝已经长尖牙了。宝宝长出臼齿后就能正式咀嚼并吞咽食物，三餐可以和爸爸妈妈一起在餐桌上吃，但每天仍要喝 400 毫升左右的奶。

挑选味淡的食物给宝宝

1 岁的宝宝可以吃烂饭，也可以尝试大人吃的大部分食物。但是在喂的时候应选择味淡的食物，并做成宝宝容易咀嚼的软硬度和大小。宝宝到 1.5 岁时可以吃米饭、馒头、包子、饺子等，而且对以饭、汤、菜组成的大人食物比较感兴趣。

宝宝能吃多少就喂多少

在幼儿饮食的过渡期中，要教宝宝用勺子吃饭或用手抓饭，自己吃一部分，大人喂一部分。不用为宝宝吃东西少而过分担心，宝宝吃多少喂多少即可。在这个时期，宝宝吃饭容易分心，可以把吃饭的时间规定在 30 分钟以内，要是超过了时间宝宝因为贪玩忘了吃饭，就把饭菜撤掉。如果强行给宝宝吃得太多，反而会引起宝宝厌食。另外，如果突然增加食量，也会给胃肠带来负担。

王大夫有话说

无须每天严格依照标准饭量

宝宝的饭量要根据宝宝的消化功能和食欲来定。不同的宝宝身体条件不同，而且摄入的零食量也不固定，所以有的时候宝宝吃得多，有的时候吃得少。妈妈们没必要太依照标准的饭量。若是宝宝吃饱了，千万不要追着宝宝喂饭，或者喂太多零食。

出现厌食现象不必担心

相比之前，宝宝的食量不但没有增加，还有所下降，甚至出现了厌食的现象，往往是因为这段时间添加饭菜过多、过杂导致宝宝的肠胃疲劳，需要调整一段时间，或者由于天气炎热影响食欲等。在这一期间有些宝宝会更偏爱喝奶，这也没什么问题，过了这段时间，宝宝又会重新爱上吃饭的。

宝宝较瘦也不要经常喂零食

宝宝的体重不增加时，不少父母就会频繁给宝宝喂零食，这是不正确的。随时喂各种零食，表面上看是补充营养，实际上会导致宝宝正餐的食量减少。一两种零食不能像饭那样补充多种营养素。宝宝越瘦，越应该规定好吃饭和吃零食的时间，避免宝宝吃零食的坏习惯。

宝宝吃饭的速度过慢，怎么办

宝宝吃饭慢是有原因的，比如不愿意吃、食物坚硬、咀嚼需要花一段时间、到处走动不能集中注意力吃饭等，都容易造成宝宝吃饭慢。

出现不愿吃或到处走动的情况，妈妈有必要跟宝宝一起吃饭来调整吃饭的速度。如果宝宝仍不愿意吃饭时，要果断地收拾饭桌，并且下一顿饭之前不要给任何零食，宝宝肚子饿了，吃饭速度自然会变快。

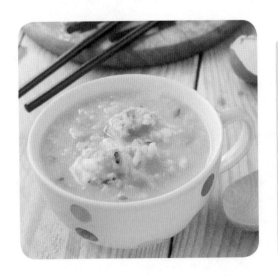

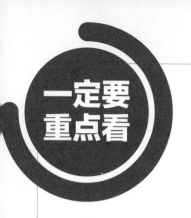

10 个月 ~2 岁断奶，宝宝最舒服、妈妈最轻松

不要急于给宝宝断奶

建议妈妈坚持给宝宝喂母乳至少 6 个月，添加辅食之后应继续母乳喂养，最好能一直坚持到 2 岁。即使到了 10~12 个月，也不要急于放弃母乳，吃母乳是宝宝的权利，也是宝宝最幸福的事情。因此，所谓的给宝宝断奶并没有明确时间，而应根据宝宝的自身情况而定。

别用断奶"绝招"伤害宝宝

宝宝吸吮乳汁是一个与妈妈交流感情的过程，断奶也要顺其自然。有的妈妈为了给宝宝断奶，在乳头上涂抹苦瓜汁、辣椒水、风油精等刺激物。这种方法的确有效，但会让宝宝感到伤害和欺骗，令宝宝缺乏安全感，甚至产生恐惧心理，会使宝宝拒绝吃东西，影响身体健康。此外，还可能让宝宝养成吸吮手指、咬衣角等不良行为。

让宝宝睡小床，为断奶打基础

很多妈妈习惯用喂奶哄宝宝睡觉，这样的方式大多会导致断奶时遇到困难。因为宝宝已经习惯了晚上吸着妈妈的乳头睡觉，半夜醒来，只要吸几口奶就会很快再次入睡，一旦断奶，宝宝夜间醒来就会哭闹。所以，如果妈妈有给宝宝断奶的打算，可以尝试着分床睡，在宝宝夜里醒来时不用喂母乳，而是拍拍宝宝，这样会为成功断奶打下基础。

王大夫有话说

断奶是指断母乳，并非断绝一切乳制品

为了能让宝宝获得生长发育所必需的充足营养，断离母乳后，每天仍应该给宝宝喝 300~400 毫升的配方奶。对于消化功能较弱、对辅食适应较慢的宝宝，可适当增加奶量，弥补辅食摄入的不足。

科学而温柔地给宝宝断奶

建议妈妈科学地给宝宝断奶，尽可能地让宝宝平和地过渡到新的生长阶段。

准备断奶

在宝宝吃辅食情况较好的时候考虑断奶。不要选在宝宝生病、精神状态不佳的时候。最好在春秋两季。

开始断奶

1 宝宝如果夜里醒来哭闹，象征性地喝几口奶后很快入睡，说明他不是饿醒的，而是对夜奶有依赖。此时，妈妈可以准备断夜奶了。

2 断奶前，如果宝宝没有喝过配方奶，妈妈最好让其先熟悉、接受奶瓶。

3 第一次使用奶瓶，千万不能强求宝宝接受，可以装上母乳、温水或果汁，如果宝宝不喜欢，就立刻拿走，第二天继续尝试。注意不要让宝宝产生强烈的反感时再拿走，否则宝宝接受起来会更加困难。

4 断奶前两天，每天用一次配方奶代替一次母乳。第三天起（根据宝宝接受情况，可以延迟一两天），2次配方奶代替2次母乳。

5 断奶过程中，如果宝宝生病或长牙，可以暂缓断奶进度。

6 断奶过程中，妈妈乳房如果不是特别胀痛，最好别挤奶。涨奶比较厉害时，可稍微挤一些缓解即可。

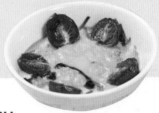

断奶期间，有些事情让爸爸来做

断奶过程中，家里的长辈们可能建议妈妈与宝宝分开几天，这种方式没必要。别忘了，爸爸可以代替妈妈做一些事情，分散宝宝的注意力。比如，爸爸可以代替妈妈给宝宝喂配方奶、辅食，妈妈只需要暂时避开一下。如果宝宝很乐意爸爸喂食，在宝宝吃饱后，爸爸还可以哄着宝宝学习配合穿脱衣服，并配合洗浴，带着宝宝到户外学走路，接触更多的人和事物，还可以跟宝宝做一些游戏等。渐渐地，宝宝养成了新的兴趣和生活习惯，断奶也就非常自然了。

妈妈圈七嘴八舌说断奶"后遗症"

宝宝坚决不吃配方奶

红豆妈说 为了完成断奶，我特意让宝宝适应了一段混合喂养，当时宝宝还能接受配方奶。可断奶后宝宝就坚决不吃配方奶了，用奶瓶喂、勺子喂、换奶粉都不管用，只要尝到配方奶她就不吃了。

王大夫分析 吃惯了母乳，换奶时宝宝有这种反应很正常。同时也说明宝宝还没有从断奶中走出来，妈妈要耐心地帮助宝宝慢慢适应。可以在宝宝饥饿时先喝配方奶再吃饭，另外，宝宝的辅食尽量做得可口、丰富些，让宝宝多尝试一些味道，慢慢地，他就会淡忘母乳的味道。

断了奶，夜里不好好睡觉

旭旭妈说 旭旭断奶了，可是夜里到了原先吃奶的时间就会醒来，几乎每晚都要起来3～5次。有时坐起来，有时站起来，闹着要"妈妈抱"。给他配方奶也不吃，我担心他的睡眠会受到影响。

王大夫分析 宝宝已经习惯夜里起来吃奶，这个生物钟不是一两天形成的，所以也不可能一两天调整到正常状况。这是断奶后一个必经的过程，不用担心宝宝的睡眠，他可以在白天把晚上的睡眠补回来。晚上睡觉前，让宝宝吃饱；宝宝夜里醒来时，尽量安抚他，帮他慢慢调整。如果条件允许，可以带着宝宝到新环境里住几天，新环境会帮助他淡忘旧习惯。

断奶后，宝宝变瘦了

甜甜妈说 甜甜1岁前身体很健壮，可是到了1岁断奶以后，情况就大不如前了。虽然甜甜的胃口不错，每天能吃2小碗稀饭，1个鸡蛋，还有少量碎肉。可我发现她的体重不仅没有增长，反而下降了，这是为什么呢？

王大夫分析 甜甜的这种情况和断奶没有直接关系，但是和断奶后的饮食有很大关系。从出生到2岁是宝宝一生中生长最迅速的时期，因此需要大量的营养补充，同时，这个时期的宝宝牙齿没有出齐，再加上胃肠道里的消化酶分泌还不够多，对半固体和固体食物的消化吸收也相对差一些，所以宝宝的食物需要做得软、烂，而且要易于消化。

另外，断奶只是表明不再把奶作为宝宝的主食而已，并不意味着不给宝宝吃奶制品。所以建议爸爸妈妈在宝宝断奶后直到3岁前，最好还是坚持给宝宝吃配方奶及奶制品。

断奶后，宝宝大便一直不正常

宝石妈说 宝石已经断奶2个月了，可是断奶后他的大便一直不太正常。刚开始腹泻了3天，后来正常了一段时间。最近大便又开始干燥，有一次隔了5天才大便。这种情况在断奶前从没发生过。

王大夫分析 宝宝刚刚断奶时可能会出现腹泻、大便干燥、腹胀、腹痛等消化问题。因为他的食物一下从母乳换成配方奶，胃肠道可能会受一些影响，但大多数情况会在一周内好转。如果宝宝腹泻严重，需要把他的大便带到医院化验检查。在断奶后出现腹泻或大便干燥等消化问题，主要和宝宝的饮食有关，可以通过调整饮食得到改善。首先，可以将宝宝吃的配方奶换其他品牌的奶粉试试看。其次，还要多给宝宝喝水，多添加蔬菜、水果等富含膳食纤维的辅食。第三，补充益生菌。益生菌最好选活菌，因为活菌中活性物质较死菌中更多、更具生命力，因而在肠道内发挥作用更好。

奶断了，"奶瘾"断不了

毛毛妈说 毛毛断奶很顺利，可是落下一个小毛病，总是要吸我的乳头，尤其是睡觉时，要是不给他吸就哭哭啼啼。我知道他不是因为饿了才要吃，而是戒不掉"奶瘾"。

王大夫分析 有"奶瘾"的宝宝不论有无饥饿感，都常常有吮吸妈妈乳头的欲望，一旦不能满足则哭闹不止、萎靡不振。有些宝宝还会对食物缺乏兴趣，摄入营养少，生长发育处于低下水平。这种行为需要妈妈帮他慢慢戒掉。当宝宝有吸奶的要求时，采用转移注意力的方法，将其引导到他感兴趣的东西上。宝宝哭闹或不适时，要弄清楚真正原因，不要把吸吮乳头作为平复宝宝情绪的唯一手段。

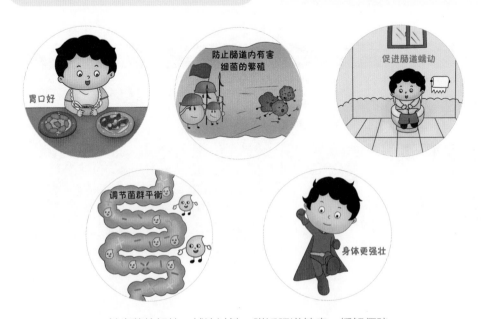

益生菌的好处：辅治过敏、附近肠道健康、缓解便秘

巧用加湿器，预防宝宝呼吸道疾病

用加湿器的好处

秋冬时节，过于干燥的空气容易让宝宝皮肤干燥、瘙痒等。加湿器是保持室内适宜湿度的理想选择，对宝宝的皮肤和呼吸道具有保护作用。室内湿度保持在50%左右，也可以装室内湿度计监测湿度变化。但要注意放在宝宝碰不到的地方，同时尽量远离热源、腐蚀物、电器等。

加湿器不洁净导致宝宝肺炎

加湿器如果不注意清洁会导致宝宝肺炎。研究发现，加湿器如果连续3天不清洗，喷出来的湿气中细菌含量会越来越多，即使那些宣称具有抗菌作用的加湿器也是如此。因此，不洁净的加湿器才会滋生引发肺炎的病菌，并不是说加湿器会导致宝宝肺炎。

如何清洗加湿器

1 **每天一次常规清洗：** 将剩余的水倒出，用流水冲洗储水罐，擦干底座即可使用。

2 **每周一次彻底清洗：** 用白醋溶解水垢，然后将水垢冲刷掉，注入一部分水，加入清洁剂彻底清洗；清洗底座时，注意不要使出汽口进水，底座的水槽可以加入一点水，加入清洁剂清洗。

3 **收起之前：** 彻底清洗，注意擦干、晾干后再收起来。

4 **使用之前彻底清洗：** 每年开始使用加湿器之前，需要彻底清洗一次。

加湿器尽量使用纯净水

硬水中含有很多金属离子等杂质，这些物质随着水被打成雾滴后，被吸进呼吸道里，容易引起气管收缩，出现咳嗽、胸闷等症状。如果宝宝已经患有呼吸道感染，则会加重症状。因此，建议尽量使用纯净水、凉白开。当然，也可以购置水质软化器来解决这个问题。

预防着凉，从细节着手

宝宝为什么会着凉

宝宝的皮肤调节体温功能较弱，天气寒冷时，如果宝宝穿得过厚而出汗，很容易因突然吹到凉风而导致汗液变凉。但是，皮肤的立毛肌并不会立即收缩，容易使病菌趁机进入宝宝体内，导致宝宝着凉，引发呼吸道感染等疾病。

宝宝着凉应怎样护理

多喝水
已经开始吃辅食的宝宝，应该多喝水，利于排尿，能够促进体内的病菌排出体外。

不要一次性添加几件衣物
恢复是一个过程，不能心急，适当厚度的衣物就可以，否则会使宝宝重复着凉。

饮食宜清淡
要注意给宝宝准备清淡的饮食，注意营养均衡。

需要就医的情形
如果宝宝出现发热、精神萎靡，可能已经诱发了其他病症，应酌情就医。

如何避免宝宝着凉

穿衣参考宝宝颈部温度
很多家长给宝宝穿衣服时，习惯根据宝宝手脚温度来衡量衣物的薄厚是否适当，这种做法并不科学。建议家长以宝宝颈部的温度作为给宝宝穿衣的尺度。颈部较凉，说明需要添加衣物了；若颈部温暖，则无须添加。

洗澡后确保擦干宝宝身体各个部位
给宝宝洗澡时，家长不要只盯着洗澡水的温度，其实，洗澡过程中即使水温稍低，宝宝也不容易着凉。相反，宝宝通常在洗澡后容易着凉。有些家长在给宝宝洗澡后，只是大概为其擦干身体，便迅速穿上衣物，而头发、颈部、腋窝等褶皱处还是潮湿的，这就很容易受冷空气的影响，导致宝宝着凉。因此洗澡后，应彻底擦干宝宝身体的各个部位，这样就不容易着凉了。

如厕训练，宝宝真的准备好了吗

宝宝如厕训练急不得

宝宝多大可以进行如厕训练，并没有明确的标准，不过，1岁以前是不可以的。因为1岁前的宝宝尿道括约肌和肛门括约肌还没发育成熟。

最为关键的是，家长的情绪会影响宝宝对如厕这件事的看法。宝宝做得不够好时，家长难免会发出负面评论。比如"多大了还尿床？"如此一来，宝宝会感到羞愧和紧张。负面情绪可能会使宝宝以后的如厕训练更加艰难。因此，建议家长不要过早对宝宝进行如厕训练，等宝宝准备好了之后，因势利导会简单得多。

通常 2.5~3 岁可根据宝宝具体情况进行如厕训练。

宝宝准备好如厕训练的表现

1 尿布或纸尿裤能保持2小时以上干爽。

2 主动要求换尿布或纸尿裤。

3 对坐便器产生兴趣。

4 大便时间逐渐规律。

5 主动要求穿内裤。

6 可以遵守简单的指令。

7 会用表情、姿势、语言来表达要大小便。

8 可以自己或者在家长帮助下穿脱裤子。

让宝宝看到大人上厕所

宝宝是通过模仿来学习的，如厕训练也不例外。有两个宝宝的家庭，可以让小宝看大宝上厕所，有大宝的带动效果会好得多，而且宝宝们用的坐便器是相似的。只有一个宝宝的家庭，可以有意识地让他看爸爸妈妈上厕所。

宝石妈经验谈

借助绘本让宝宝练习如厕

我家宝石当时很喜欢一本《宝宝拉便便》的绘本，还老是让我给他读。这种绘本的好处是，将宝宝难以理解的概念通过图画表现出来。后来宝石开始进行如厕训练时，我就让他看绘本里面的场景，他很高兴地模仿，一点也不抗拒。

每天 1~2 小时户外活动，好处多多

什么是宝宝的户外活动

　　宝宝的户外活动是什么？让宝宝坐着商场的购物车逛商场？妈妈每天抱着去菜市场溜达一圈？统统不是。宝宝的户外活动是能让宝宝运动起来且没有玩具的活动。

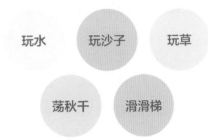

玩水　玩沙子　玩草　荡秋干　滑滑梯

宝宝户外活动的好处

有效而免费的早教活动

阳光、风、树木花草、泥沙、小朋友，可以让宝宝学习科学、生物学、语言、气候等，比以后在书本上学得的更加生动活泼。

培养宝宝的自信

户外充满挑战，生理和情感上的能力都得到锻炼，宝宝亲身体验到"我可以"的感觉，比从大人口中听到的"宝宝真棒"效果要好得多。

学习基本规则

与其他宝宝接触，互动之中，一些基本的规则（如何应对、如何自我保护等）对宝宝有着潜移默化的影响。

户外活动中，父母能做什么

保护宝宝安全

户外活动要注意宝宝防晒、防虫咬、防中暑、防脱水。避免在日晒最强烈的时候出门，同时要给宝宝多喝水。

不要打扰宝宝

不要因为宝宝弄脏衣物而干预他的活动，否则会剥夺其好奇心和兴趣。

进退有度

适当陪伴：宝宝胆怯的时候，家长可以陪伴其顺利度过准备阶段。

适当躲开：宝宝可以独立玩耍时，要适当放手。

适当介入：与其他宝宝发生冲突时，3岁以下的宝宝有必要介入其中，可以让宝宝们了解正确的处理方法，这也是家庭教育的一部分。

大人放松宝宝疯玩的益智亲子游戏

学吃饭，锻炼手部动作

关键能力培养

培养宝宝正确使用餐具的能力和生活自理能力，锻炼宝宝的手部动作。

这样玩游戏

宝宝吃饭的时候，妈妈鼓励宝宝自己吃饭。可以在宝宝的碗中盛上小半碗饭菜，让宝宝自己吃，吃完可以再添一些。

温馨提醒

鼓励宝宝自己吃饱并且不剩饭，对于宝宝的进步要及时表扬。

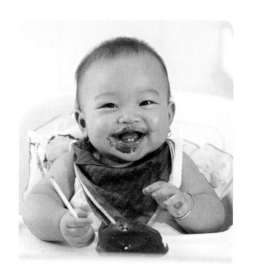

学涂鸦，激发想象力

关键能力培养

培养宝宝涂鸦的兴趣，激发宝宝的想象力。

这样玩游戏

1. 在桌子上放上一些纸和笔，让宝宝用笔在纸上自由地涂鸦。

2. 开始的时候纸张可以大些，以后可以逐渐变小。

3. 也可以为宝宝准备一个画架，告诉宝宝想画画的时候就去画架上画。

4. 宝宝画好后可以问宝宝画的是什么，激发宝宝的想象力。

温馨提醒

为了防止宝宝将家里的任何地方都当成画板，妈妈要为宝宝涂鸦做好充分的准备，除了画板，可准备一面专门用来让宝宝涂鸦的墙壁，以满足宝宝涂鸦的需要。

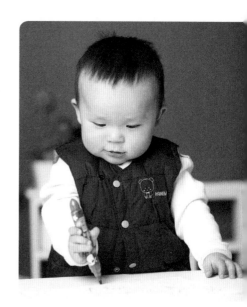

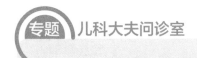

问：宝宝刚好 15 个月，我和丈夫沟通一直以普通话为主，而爷爷奶奶说方言，会不会影响宝宝的语言表达能力？

王大夫答：语言环境对宝宝语言发育至关重要，想要宝宝说什么口音的话，家人就要说什么样的语言，当然主张家人都说普通话为好。但对方言浓重的老人来说，很难做到，对老人也不能强求。如果宝宝咿咿呀呀说出某些方言词语时，家长应及时用标准的普通话指导或纠正，然后鼓励他多说几遍。家长还可以利用多媒体资源丰富宝宝语言学习的素材，比如多听听广播电台的少儿节目等。

问：宝宝 15 个月，走路有点"内八字"怎么办？

王大夫答：15个月的宝宝刚学会走路，出现"内八字""外八字"大多数情况下都是正常的，等到走路越来越稳，都会自己纠正。需要注意的是，如果宝宝走起路来像只鸭子，那就要去医院检查，排除髋关节半脱位或髋关节畸形等。

问：宝宝 16 个月了，手指经常长倒刺，怎么办？

王大夫答：宝宝手指长倒刺与手部物理摩擦、皮肤结构以及空气干燥程度有关，也有可能是某些营养素缺乏。家长千万不要将倒刺直接用手撕下来，否则会连带撕扯下较大块表皮，甚至会流血，非常痛。正确的做法是，将宝宝长有倒刺的手用温水浸泡一会儿，待皮肤柔软后，用小剪刀从倒刺根部剪去。如果是因为缺某些微量营养素，可遵医嘱处理。

问：宝宝 17 个月了，现在脾气变得很差，动不动就发脾气，怎么哄都哄不好，真是太头疼了，我该怎么办呢？

王大夫答：宝宝的自我意识越来越强，但是语言表达能力还相对弱。很多时候，宝宝不知道如何表达自己的意愿，或者父母根本不了解自己的意愿，他就会用发脾气的方式发泄。如果你不知道宝宝为什么发脾气，最好的办法就是保持冷静、平和的心态，等宝宝脾气过了，再问宝宝发脾气的原因。用宝宝能听懂的话加以劝导，并且明确告诉他乱发脾气是错误的。

1.5~2 岁宝宝
渐渐立规矩

1.5~2岁宝宝的成长档案

1.5~2岁宝宝的发育指标

指标	男宝宝	女宝宝
体重（千克）	9.7~15.3	9.0~14.8
身高（厘米）	81.7~93.2	80~92.9
头围（厘米）	48.4	47.3

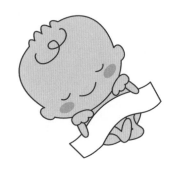

1.5~2岁宝宝有哪些本领

1 宝宝走路变得更加娴熟，双脚靠得更近，步态更加稳了。

2 能搭高五六块积木。

3 宝宝会说出妈妈和自己的名字。

4 宝宝会背诵几首完整的儿歌和唐诗了。

5 宝宝开始知道故事中谁是好人，谁是坏人。

1.5~2岁宝宝，对食物的兴趣增加，培养良好饮食习惯

均衡摄取5种营养素

宝宝在1.5～2岁的时候，骨骼和消化器官会快速发育，同时也是体重和身高增长的重要时期。因此，要注意通过饮食给其提供充分的碳水化合物、蛋白质、矿物质、维生素、脂肪这5种营养素，饮食要多样化，粗细粮搭配，荤素搭配，保持均衡的营养。

宝宝的饭菜尽量少调味

烹调宝宝的饭菜宜选用合适的烹调方式和加工方法。要注意去除食物的皮、骨、刺、核等；花生、核桃等坚果类食物应该掰成小块，可直接吃，也可打成糊或打豆浆食用；宜选用蒸、煮、炖等烹调方式，不宜采用油炸、烤、煎等方式。1岁后的宝宝可以适量喂食用盐、酱油等调味的食物，但是15个月前的宝宝最好喂清淡的食物。有的食材本身含有盐分和糖分，就没必要调味了。宝宝如果习惯甜味就很难戒掉，所以尽量不要用白糖调味。

从小注重宝宝良好饮食习惯的培养

1 饭前做好就餐准备。按时停止活动，洗净双手，安静地坐在固定的位置等候就餐。

2 吃饭时间不宜过长，一般不超过30分钟。如果宝宝边吃边玩，就要及时结束进餐，且告诉宝宝进餐结束了，然后收拾餐具，千万不能让宝宝把进餐和游戏画上等号。

3 进餐时要关掉电视。1.5～2岁的宝宝已经可以和大人共同进餐了，因此，家人应该给宝宝创造愉悦的进餐环境，尤其是吃饭时不要看电视。如果进餐时开着电视，家人会专注于电视，而忽略与宝宝的沟通。也会让宝宝养成边看电视边吃饭的不良习惯。

4 培养宝宝独立进餐。父母应该培养宝宝自己吃饭，让他尽快掌握这项自理技能。尽管宝宝已经学会了拿勺子吃饭，有时也会用手直接抓食物，这时，父母应该允许宝宝用手抓食物，并提供一定的手抓食物，如小包子、馒头等，提高宝宝进餐的兴趣。

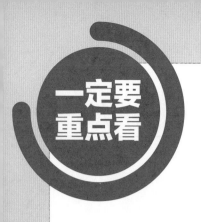

宝宝饿不着，吃多了易积食

警惕！这些症状说明宝宝积食了

- 口气有异味
- 大便次数增多、有臭鸡蛋味
- 舌苔变厚
- 嘴唇突然变得很红
- 脸容易出现发红的情况
- 食欲紊乱
- 晚上睡觉不踏实
- 感冒后容易咽喉肿痛
- 饭后肚子胀痛、腹泻

晚上辅食最好清淡些，以免增加肠胃负担

宝宝晚上吃得太晚、太腻、太饱，对肠胃都不利。因为晚上宝宝运动少，肠胃蠕动减慢，吃多了会增加肠胃负担，不利于消化吸收。

所以，宝宝晚餐最好吃些清淡的食物，如粥、汤、素菜等。进餐时间最好在18点左右，且吃八成饱即可。此外，如果吃肉的话最好选择脂肪含量低的鸡胸肉、鱼肉等。甜点、甜饮料、油炸食品尽量不要吃。

 王大夫有话说

宝宝是饿不着的

俗话说"要使小儿安，三分饥与寒"，这是有科学道理的，而现在许多家长常常生怕孩子饿着，总是想办法让孩子多吃，除了三餐还有各种零食，一旦吃多了又开始吃健胃消食片，这对宝宝的消化吸收功能非常不利，对身体健康也是有害的。因此，良好的饮食习惯、多样化的食物、适当的食量非常重要。

捏捏脊，健脾益胃、防积食

宝宝俯卧床上，妈妈用拇指、食指和中指合作，从尾椎骨一直捏到脖子。捏起肌肉和皮肤，放开，再捏起肌肉和皮肤，再放开，不断重复。

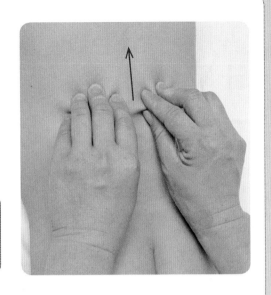

> **需要注意：**不必拘泥于穴位，因为脊柱及其两侧正是督脉和足太阳膀胱经的行走路线，捏脊可以刺激两条经络。

推天河水辅助治疗积食

天河水在前臂正中，腕横纹至肘横纹成一直线。妈妈可以用食指和中指指面自孩子腕部向肘部直推天河水100~300次，对宝宝积食有辅助治疗效果。

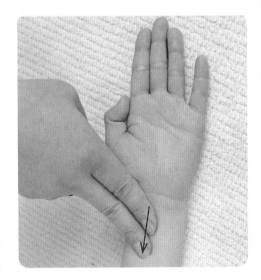

多让宝宝到户外运动

很多宝宝都是爷爷奶奶带着，下楼不是很方便，这样宝宝的户外活动就少，吃得多不运动，长此以往，很容易积食。

所以，爷爷奶奶也要经常带宝宝到户外活动，不要一吃饱就坐着或睡着。

对于小宝宝来说，可以多让宝宝趴着，鼓励宝宝多爬，能自己玩耍的，可以多跑跑、跳跳等，以促进肠胃蠕动，加速消食。

善用料理小技巧，
让挑食的宝宝什么都吃

改变食物形状

有些宝宝不喜欢某些蔬菜的味道，可将食材压成泥状，加入婴儿米粉中；或混入肉馅，制成肉丸子、馄饨、饺子，以增加宝宝的接受度。

宝宝普遍不爱吃胡萝卜和豆制品，因为它们含有一种特殊的不易被接受的味道。家长在制作时既要设法去除这种独特的味道，也要多变换主副食的花样，采用不同的刀法制成片、丝、块、卷、夹等形状，再配以带馅的面点、拼盘式的菜肴和内容丰富的美汤。色彩鲜艳的饭菜一定会促进宝宝的食欲。

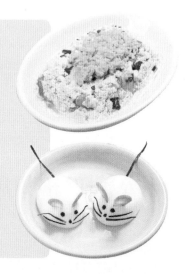

利用食材自身的味道调味

家长可利用水果的香甜压过某些蔬菜特有的味道，或是用番茄、洋葱、橙汁的味道去除鱼类的腥味等，分散宝宝的注意力。

发挥创意让食材可爱大变身

家长可以将白米饭变身为海苔卷、饭丸子，或将食材以卡通图案、花朵或动物造型呈现，来刺激宝宝的食欲。

以身作则，并多多给予鼓励

宝宝的口味喜好往往受环境的影响，如果大人挑食或在宝宝面前讲这不好吃、那没滋味，宝宝也会先入为主，不会吃这些食物。因此家长一定要以身作则。另外，家长偶尔以奖励的方式鼓励宝宝吃上一两口不爱吃但富含营养的食物，也能渐渐降低宝宝对食物的抗拒。

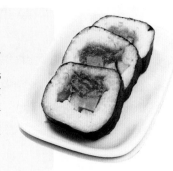

宝宝吞食异物，
教你这样预防和急救

提前预防，有备无患

1 不要给 3 岁以内的宝宝吃不好消化的大块食物；宝宝学会咀嚼前，不要喂坚硬的食物，如大块的肉、坚果、果冻、奶酪、葡萄、硬糖或黏性大的糖、爆米花、泡泡糖或口香糖等。

2 当奶嘴上有裂纹时，宝宝很可能把破损部分吸入气管中，因此一定要及时给宝宝换新的奶嘴。安抚奶嘴上的防护罩要比宝宝的嘴大，避免宝宝将安抚奶嘴吞入口中。

3 宝宝虽然已会吃东西，但还不能充分嚼烂，食物容易呛入气管，因此要叮嘱宝宝专心吃饭，并耐心教会宝宝咀嚼方法，不让宝宝硬吞食物。

4 不要以投喂的方式喂宝宝，以免食物直接冲到宝宝的咽喉或者气管中，增加宝宝发生窒息的可能。

5 宝宝嘴巴里有食物时，尽量不要逗他笑，也不要让他蹦蹦跳跳。

6 宝宝衣服上的装饰物一定要结实，如小扣子、小花一定要牢固，否则宝宝会把它们从衣服上揪下来，放到嘴里吃。在清洗衣服后检查宝宝衣服上的小配件是否牢固。

7 小石块、螺丝钉、玻璃球、硬币、玩具上的小零件、电池、纽扣、安全别针、曲别针、珠宝、笔帽等小物件都是危险物品，应放在宝宝看不见、够不着的地方。

8 最好给宝宝准备婴儿专用餐椅，防止宝宝抓到一些不能给他吃的食物。小宝宝很喜欢从别人的碗里抓东西吃，如果有大宝宝做客，最好不让宝宝和他一起吃饭，以免宝宝吃到不应该吃的食物。

9 不要强迫给宝宝喂药，在宝宝哭闹时喂药，宝宝很容易将药物吸入气管内。

宝宝吞食了异物会有哪些表现

如果异物阻塞了宝宝的气管，宝宝会不停地干咳，大一点的宝宝还会用手扶在脖子处，或把手放在嘴里抠；同时宝宝的眼神里会充满恐惧，脸色也会因为憋气而发白；虽然能发出声音，但声音又细又尖。气管进入异物会导致宝宝窒息。

气管进异物的急救法

抱紧宝宝的双腿，将宝宝倒拎起来，使其头朝下，拍打宝宝的背部，使宝宝咳出异物。

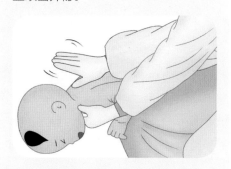

具体做法是：

首先，将宝宝放在大人的一只前臂上，让他的脸朝下，头部向下倾斜，用手托住宝宝的脖子。然后找到宝宝两个肩胛骨之间的位置。用另一只手的掌根快速向里向上推拍宝宝的这个位置5次。

推拍之后检查宝宝的口腔，看异物是否被拍出，如果异物几乎快要被拍出，则可以用手把它抠出。如果仍然看不到异物，则要把宝宝翻过来，让宝宝脸朝上，用两根手指在宝宝两乳头连线中间位置的一横指下，用力快速地垂直按压5次，再检查宝宝的口腔，看异物是否有快要出来的迹象。

5次推拍加5次按压为一个循环，直到异物被吐出或取出为止。

抱住宝宝腰部，用双手食指、中指、无名指顶压其上腹部，用力向后上方挤压，压后让宝宝放松，重复而有节奏地进行数次，争取让冲击气流把异物冲出来。

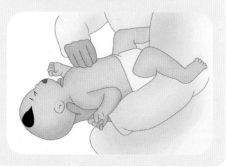

什么情况下必须就医

1 如果宝宝吞进的是尖锐的异物，如针、铁丝等，应立即到医院去处理。

2 如果宝宝吃了金属性异物，如硬币等，要到医院做腹部透视，看看异物位于什么部位。如果异物大于5厘米，或形状特殊，如有角、刺等，有可能嵌顿在胃肠道的某一部位，而不能随大便排出，必要时要考虑用胃镜或手术方法取出异物。

3 若吞入电池等有毒、有害物品时，应去医院尽快取出。

4 如果宝宝在用急救法取出异物后还是没有呼吸，要尽快进行心肺复苏，并尽快带宝宝到医院检查。即使在异物被取出且宝宝呼吸通畅后，仍然要带宝宝到医院进行检查，千万不可掉以轻心。

给宝宝确立"积极"的规矩了吗

对宝宝要有合理期望

宝宝2岁了，他们开始有了自己的主意，渴望去探索一切新鲜的事情。因此，父母应该考虑培养宝宝"纪律"与"规矩"意识了。

我们所说的"规矩"，并不是打宝宝的屁股，或者让宝宝罚站，而是教宝宝，什么样的行为是正确的。

在为宝宝确立规矩的过程中，父母应该遵循的原则：合理期望

每个宝宝生活环境、性格、发育速度存在差异，所以父母必须根据自己宝宝的特点来定规矩，不能一刀切。别人家2岁的宝宝知道马桶的用途，不应该在厨房里面玩水，但不一定适合自己的宝宝。

"成熟"表现方方面面

很多父母可能会认为，能掌握更多词汇，准确表达自己的意思的宝宝会比同龄宝宝更成熟，所以要求就应该高一些。但是，事实并非如此。你家里那个能说会道的宝宝与同龄人比较，可能自控能力、耐心和社会交往能力更差一些。

需要特别注意： 即使对于同一个宝宝，父母的合理期望值也应该根据实际情况而变化。如宝宝累了或饿了，就会变得不听话。或者宝宝已经在汽车座椅上坐了1小时，父母还要求宝宝再老老实实坐1小时，那就不符合实际情况了。

确立"积极"的规矩

我们应该告诉宝宝应该怎么做，这样有利于帮宝宝确立"积极"的规矩。如可以告诉宝宝"这块地方是专门用来玩耍的""大小便的时候，要去卫生间"……父母尽量不要说"不"等带否定意味的词。如果父母经常重复这些词，宝宝习惯了被否定，反而会忽视它，或引起宝宝的叛逆。

参与其中

　　父母必须切实地引导宝宝，这就要求父母做任何事情都要近距离地接触宝宝，并正确引导宝宝做事情，这样参与其中的"直接指导"要管用得多。反之，如果只是在很远的地方要求宝宝"不许那样""到这里来"，也许开始的时候会起作用，但时间长了就会失去效果了。

红豆妈经验谈

父母的言传身教是宝宝最好的老师

　　当宝宝与其他小朋友争吵时，你能冷静地处理他们之间的冲突，你就给宝宝树立了一个好的榜样。反之，如果你冲他们大嚷大叫处理问题，他们也会学着你的样子解决问题。

纠正错误

　　很多时候，父母可以帮助宝宝纠正自己的错误。如宝宝不想吃饭，把米饭扔了一桌子，那么父母可以让宝宝和自己一起清理这些垃圾，或者带着宝宝去体验一下种庄稼的辛苦，这样可以让宝宝知道，有些事情做了就要承担后果，或者粮食的来之不易。虽然很多时候，宝宝都不愿意去做这些事情，但是父母应该坚持。

明确规矩

　　对于宝宝来说，太多的规矩会让他们不知所措。所以，父母应先定出几点重要的规矩，鼓励宝宝坚持。比如，如果宝宝不喜欢坐汽车安全座椅，那么父母要做的，就是每次确保宝宝的安全带系好。如果宝宝想用哭闹的方法摆脱安全带的束缚，父母应该坚持自己的做法。如果宝宝已经挣脱了安全带，父母就应该告诉他，如果他不系好安全带，就不开车出发。一般来说，这样做的结果就是宝宝遵守了规矩。

寻求合适的平衡

　　父母应该了解哪些对宝宝是重要的，哪些是不重要的，哪些会随着年龄的长大而改善，就是对宝宝要有一个全面的了解。为了家庭和宝宝，父母立规矩的时候要寻求合适的平衡。

11 条防拐骗对策让宝宝平安外出

如需请保姆，要核实好身份

如聘请保姆，最好通过正规家政公司，保留其身份证复印件和清晰的生活近照，核查其家庭电话、地址等信息，留意经常与保姆往来的人。万一保姆拐走了宝宝，警方可以利用这些信息尽快展开解救工作。

外出留意四周情况，不要带宝宝到偏僻人少的地方

不足1岁的宝宝外出，尽量使用婴儿专用背带。坐手推车的宝宝要系好安全带；将宝宝放在自行车后座时，注意系好安全带，或让一名家长在后面看着。并注意防范后面来的摩托车、面包车等。

不要让陌生人抱宝宝

要提防经常在公园、小区、商场、超市、医院、幼儿园门口转悠的形迹可疑的人。发现陌生人抱宝宝试图离开时，不要犹豫，马上呼救，冲上去抢过宝宝并请周围的人抓住可疑嫌犯，然后打110报警。

教宝宝拒绝陌生人的食物、礼物和摸抱，不跟陌生人走

不要让宝宝在没有大人看护的情况下跟随陌生人，包括同龄小朋友外出玩耍，以防犯罪分子用各种手段骗取宝宝的信任，伺机拐骗。

带宝宝外出，最好有父母或有社会经验的家人看管

当带宝宝到大型商场、热闹街道或大型活动场所的时候，人多拥挤的地方要特别注意，不给犯罪分子可乘之机。

带宝宝外出时，不要让宝宝离开自己的视线

在人多的地方，千万不要让宝宝离开自己的视线。购物时，可用带子将宝宝的衣服牢牢系在手推车上。

经常提醒保姆和家人
提高防范意识

不要让宝宝独自在门外玩耍；带宝宝在小区玩耍时要提高警惕；家里的门要时刻关好，不是家人或熟悉的人不能开门；与邻居和睦，遇事可以彼此照顾。

宝宝能说话时，教授相关本领，
进行安全教育

教宝宝背诵家庭电话号码、地址、父母单位等信息；教会宝宝辨认警察、军人、保安等穿制服的人员，告知其如遇特殊情况可向这些人求助；教会宝宝拨打110，并模拟特殊场景进行训练。

熟记宝宝的体貌及当日的衣着特征

要谨记宝宝身上一些明显的体表特征，如胎记等；宝宝一旦失踪，必须及时报案，不要抱着侥幸与犯罪分子私了。给宝宝带有家庭相关信息的物品，但不要太明显，以免被犯罪分子利用。

千万不要让陌生人照看宝宝

当没有时间或精力照顾宝宝时，最好将宝宝交给可信赖的亲朋好友。不能轻易相信任何主动接近宝宝的陌生人，包括雇工、老乡、新认识的朋友等。

在医院不要把宝宝交给不认识的医护人员

如果去医院，当医护人员提出要带宝宝去检查时，家人一定要跟着去，千万不要把宝宝单独交给穿白大褂的陌生人。

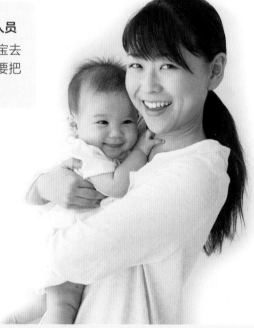

大人放松宝宝疯玩的益智亲子游戏

橡皮泥魔术师，让宝宝更富创造性

关键能力培养

通过让宝宝自己制作东西，提高宝宝的创新能力和形象思维能力。

这样玩游戏

准备几块色彩鲜艳的橡皮泥、一本图画书，从图画书中找几种简单的图形，妈妈做示范给宝宝捏出来，指导宝宝也捏一个出来。还可以从书中找出几种小动物，引导宝宝来捏。

温馨提醒

从图画书中找到的图形一定要比较简单，容易捏出来，这样可以提高宝宝的兴趣。

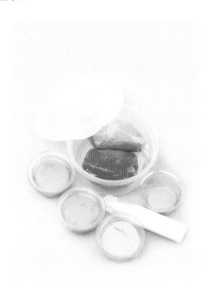

宝宝的冰箱宝藏，提高认知能力和语言能力

关键能力培养

锻炼宝宝的认知能力，培养宝宝运用词汇的能力。

这样玩游戏

1. 准备一个长纸盒，将它改装成冰箱。

2. 在冰箱里放上各种水果、蔬菜、牛奶、糖果等，让宝宝打开冰箱去里边取物品，每次只能拿一件，并让宝宝说出拿出的物品的名字。

温馨提醒

冰箱中要放宝宝熟悉的东西，这样宝宝可以准确地说出物品的名称，会提高自信心。

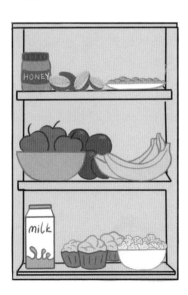

问：宝宝1岁8个月了，还没有做过微量元素的检测，请问这个检测一定要做吗？

王大夫答：宝宝的生长发育主要依赖于蛋白质、脂肪、碳水化合物这些宏量营养素。微量营养素只有在宏量营养素充足的基础上才能发挥应有的作用。所以，关注宝宝的营养是否均衡，比检测微量元素重要得多。而且现在用血液检测微量元素的方法并不准确。因为血液中微量元素水平不能代表相应组织内的含量，比如，血钙中的钙含量并不代表骨骼内钙质水平。而且手指取血过程会受到组织液的稀释，不可能准确反映血液中微量元素的水平。常规检查微量元素是没有必要的。

问：宝宝1岁9个月，还说不好话，只会偶尔自己念叨"爸爸、妈妈、奶奶、这个"，会自己走几步，但是不能走得时间太久，这是不是发育迟缓？

王大夫答：1岁9个月的宝宝只会说几个字，这也算正常，有的宝宝语言发育会慢些，有的到2岁才会说话。至于走路，不能看宝宝走路时间长短，要看宝宝走路姿势是不是正确，如果宝宝能够全脚掌着地走路，那么就是正常的，没必要太担心。

问：宝宝2岁，两个大门牙之间有个很大的缝隙，需要矫正吗？

王大夫答：乳牙间隙不需要矫正，这些间隙为恒牙的萌出提供了必要的位置，不必太担心。

问：宝宝快2岁了，现在总是爱问"为什么"，我该怎么回答？

王大夫答：2~3岁是宝宝好奇心最强的时候，有时是宝宝需要一个解释，有时是宝宝不知道怎样用其他词来表达自己对某件东西的好奇，还有些时候，当宝宝发现一个问题会带来长长的答案时，他会觉得非常满意。所以，家长要有耐心地回答宝宝的问题。

2~3 岁宝宝
准备入园了

2~3 岁宝宝的成长档案

2~3 岁宝宝的发育指标

指标	男宝宝	女宝宝
体重（千克）	11.3~18.3	10.8~18.1
身高（厘米）	88.7~103.5	87.4~102.7
头围（厘米）	49.6	48.5

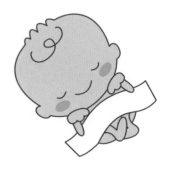

2~3 岁宝宝有哪些本领

1 宝宝能在坡路上走得很好，也不怕在沙子上行走。走路时，也能做其他的事情，边走边玩等。

2 宝宝已经具备了良好的平衡能力，并会拍球、抓球和滚球了。

3 会自己系扣子，会玩包剪锤游戏，还会刷牙。

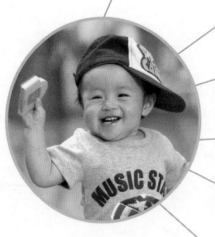

4 宝宝的因果关系理解力有进步了，对上发条的玩具和开关等设备更加感兴趣了。

5 宝宝会背诵几首完整的儿歌和唐诗了。

6 喜欢观察和模仿爸爸妈妈的动作。

接受丰富的食物，可以自己进餐了

2～3岁宝宝放心吃的食物

营养素	食材
碳水化合物	谷类：大米、高粱、黏小米、玉米、大麦、糙米、红豆、面粉、荞麦面粉、凉粉、粉条、绿豆粉等
	其他：土豆、红薯、栗子等
蛋白质	乳类：母乳、奶粉、牛奶、酸奶、奶酪
	水产类：黄花鱼、鳕鱼、鲅鱼、螃蟹、鱿鱼、干贝肉、虾等
	其他肉类：牛肉、鸡胸肉、猪肉等
	豆类：各种豆及豆制品等
	蛋类：鸡蛋、鹌鹑蛋等
矿物质和维生素	蔬菜类：黄瓜、南瓜、萝卜、西蓝花、菜花、圆白菜、洋葱、油菜、白菜、茄子、黄豆芽、甜椒、韭菜等
	水果类：苹果、香蕉、梨、西瓜、葡萄、桃、橙子、猕猴桃等
	菌藻类：香菇、金针菇、海带、紫菜等
脂肪	油脂类：香油、橄榄油、黄油等
	坚果类：花生、核桃、芝麻等

宝宝的食物要松软、清淡

　　这个时期，宝宝差不多可以吃大人的食物了，但要注意宝宝能否完全消化。质韧的食物，熟透后切成适当的大小再喂，但也不要切得太碎，否则宝宝会不经过咀嚼直接吞咽。宝宝满3岁后，牙齿咀嚼的能力提高，可以食用稍微硬点的食物。虽然宝宝现在可以吃大人的饭菜，但是最好不要喂味道太重的食物，以免宝宝习惯重口味的食物。

大人饭菜、宝宝辅食一锅出的要点

给宝宝制作辅食是个费力费心的活，如果妈妈偶尔学会在做大人饭菜时能"一拖二"地完成宝宝餐，也是一个非常好的选择。

大人饭菜和宝宝辅食一锅出的基础是做好准备之后的最后调味环节。要想"一锅出"，在做饭时先不要按常法加过多调味品，应该在菜基本熟透、出锅前适当调味。但添加调料前，应将出锅前未调味的菜肴盛出给宝宝准备的量，稍稍调味拌匀，而大人的菜再正常调味即可。切记避免让宝宝吃不合口味或口味太重的辅食。

要点一：放调味料前取出宝宝辅食

因为宝宝辅食要么不加调料，要么调味很淡，所以在大人饭菜加调料前，先把宝宝辅食拿出来。1 岁以内的宝宝，辅食不用加调料；对 1~1.5 岁的宝宝，可以加少许盐或酱油。

要点二：注意食物的大小

对于不同月龄的宝宝，对食物大小的要求是有区别的。如果发现食物块太大时，要注意调整到适合宝宝月龄的大小。

要点三：调整食物的软硬度

对于从大人饭菜中取出的食物，软硬度要根据宝宝辅食添加过程进行，月龄小，就软点，月龄大了，就稍微硬点，既可以保护宝宝娇嫩的脾胃，还能锻炼宝宝的咀嚼能力，促进乳牙的萌出。

红豆妈经验谈

米饭和米粥一锅煮

蒸米饭时可以在电饭煲的中间放置一个微波碗，碗里放上米和水，只要和平时一样正常蒸米饭，同时还可以给宝宝做一碗米粥。

大人蔬菜米饭 + 宝宝蔬菜粥

大人蔬菜米饭

大米100克，胡萝卜50克，香菇40克。大米洗净；香菇去蒂，洗净，切丁；胡萝卜去皮，洗净，切丁。将大米、香菇丁、胡萝卜丁、适量水一起放入电饭锅中，摁下"煮饭"键，蒸至电饭锅提示米饭蒸好即可。

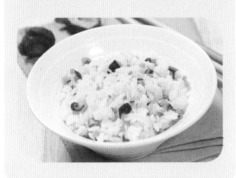

宝宝蔬菜粥

将左侧蒸好的蔬菜米饭取出一部分，放入适量温水煮烂即可。

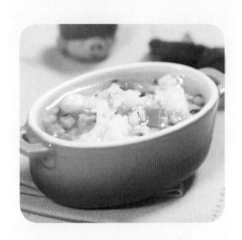

大人白菜肉丸汤 + 宝宝白菜肉末

大人白菜肉丸汤

白菜150克，粉丝（干）10克，猪瘦肉80克，葱末5克，淀粉、酱油各适量。将白菜的菜叶和菜帮分开，切成小块；粉丝用温水泡软，切成2厘米的段；猪瘦肉洗净，剁成末，和葱末、酱油、淀粉搅匀，制成一口可以吃下的肉丸。锅内放水，加入白菜帮大火煮3分钟，再加入白菜叶煮4分钟。将肉丸放入煮白菜的锅中煮熟，加入粉丝煮软即可。

宝宝白菜肉末

将左边步骤中的白菜叶、肉丸多煮一会儿，然后取出剁成末即可给宝宝吃。

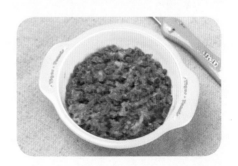

一定要
重点看

宝宝患手足口病，
注意各方面卫生

宝宝手足口病可能会发生多次

宝宝手足口病是由肠道病毒引起的传染病，肠道病毒多达几十种，而引发手足口病的肠道病毒有 20 多种（型）。其中，柯萨奇病毒 A16 型和肠道病毒 EV71 型引起的手足口病最为常见。多发生于学龄前期儿童。

手足口一年之内均可发生，但以夏秋为主。由于病原体类型较多，各种类型之间不存在交叉免疫，所以宝宝可能会发生多次手足口病。

手足口病有哪些症状

一般症状

从名字可知，该病容易发生在宝宝的手、脚和口腔中，通常为急性起病，会出现米粒大小的红色疱疹，并伴有发热、口痛、厌食等症状。宝宝会感到疼痛，但并不严重，一般1~2周即可痊愈，而且不会留下后遗症。

严重症状

呼吸系统	神经系统	循环系统
呼吸急促或困难，还可能出现口吐白沫或血沫的症状。	精神萎靡、嗜睡、易惊、头痛、谵妄甚至昏迷、惊厥；严重者会发生脑水肿、脑疝等。	面色发绀、四肢发凉、出冷汗，心跳加快或减慢，需及时就医。

手足口病的传播途径

飞沫

患病宝宝的飞沫可能带有病毒，宝宝之间玩耍互动过程中，病毒便扩散开了。

饮食

这是主要的扩散方式，污染的食物、餐具和手经消化道传播病毒。

接触

接触患病宝宝玩过的玩具、用过的餐具等，都可能会感染病毒，幼儿园等人群密集的地方病毒传播较快。

如何护理患手足口病的宝宝

1 **消毒隔离。**宝宝一旦患上手足口病，应立即就医。暂时不要去幼儿园等人群密集的地方，以免与外界接触，一般需要隔离2周。宝宝用过的餐具等要彻底消毒，可以用含氯的消毒液浸泡后用清水清洗，不宜浸泡的物品可通过日晒来消毒。

2 **通风换气。**经常开窗通风换气，保持空气清新、室内温度适宜。宝宝生病期间，家里不宜招待客人，还要禁止大人吸烟，以免空气污染。

3 **注意休息和饮食。**宝宝应卧床休息1周，多喝温水。宝宝因口腔疱疹而胃口较差，吃东西困难。妈妈应准备清淡可口、容易咀嚼和消化的食物。避免生冷、辛辣等刺激性食物。

4 **皮疹护理。**宝宝的衣物、被子应经常更换，保持干净，妈妈要定期为宝宝修剪指甲，以免其抓破皮疹。此外，如果宝宝的小屁股也有皮疹，妈妈应及时为其清理大小便，更换尿布或纸尿裤，保证屁屁的干爽。

5 **发热护理。**宝宝手足口伴有的发热通常为低热或中等程度的发热，一般不需要特殊处理，多喝水就可以帮助降温。不过，体温如果超过38.5℃，就需要在医生指导下服用退烧药了。

怎样应对宝宝入园问题

有些宝宝在两岁半就已经入园了，但是大部分宝宝还是 3 周岁开始入园。送宝宝去幼儿园不仅是对宝宝的考验，也是对爸爸妈妈的考验。在送宝宝入园之前要做哪些准备？宝宝入园会遇到哪些问题？应该如何面对、如何解决？爸爸妈妈要做到心中有数。

是否具备基本的入园能力

在爸爸妈妈准备将宝宝送到幼儿园去之前，可以给宝宝做个小测验。

· 会自己用勺子吃饭、用杯子喝水吗？
· 会自己洗手、洗脸、擦嘴吗？
· 大小便能自理吗？
· 会穿脱鞋袜以及简单的衣服吗？
· 具有一定的语言表达能力了吗？
· 能听懂别人的话，能自由地和别人交流吗？

在入园之前掌握这些基本生活自理能力是非常必要的，如果想要让宝宝在幼儿园的生活更顺畅，爸爸妈妈就要放手让宝宝学会自立，不要再什么事都代替宝宝去做。

如何让宝宝愿意入园

平时让宝宝自己选择一个"再见"的游戏，帮助他逐渐习惯妈妈不在身边。在离开之前也要告诉他"妈妈去工作了，下班后就会回来陪你玩"。

提前带宝宝去幼儿园参观。最好是在其他小朋友都在的情况下，这样宝宝就可以亲身体验幼儿园的生活。并且鼓励宝宝与其他小朋友一起玩，以增加他对上幼儿园的期待。

和宝宝一起准备入园的物品，给宝宝更多的自主权，比如入园用的小书包、小杯子之类的，让宝宝自己挑，宝宝喜欢哪个就用哪个，以此减轻宝宝入园的焦虑感。

当宝宝表示不愿意上幼儿园时，爸爸妈妈应想办法转移宝宝的注意力，尤其是不要当着其他人的面重复提起宝宝不愿意上幼儿园的事。应尽量淡化宝宝不愿入园这件事而不是刻意强调。

让宝宝做点力所能及的家务，培养生活自理能力

为什么要让宝宝做家务

新奇、好玩

在大人眼中，家务活是任务；对宝宝来说，家务活可能很有意思。把垃圾捡起来，走到垃圾桶边扔进去，把小碗碟递给妈妈等，从来没接触过，新奇又好玩。

开动脑筋

哪些衣服是要洗的？什么是洗衣机？洗衣机的按钮在哪里？这一系列过程都需要开动脑筋去思考。

提高记忆和逻辑思维能力

宝宝做家务，其实都是模仿家长做家务的过程。宝宝的记忆力、思维能力都能得到提高，而且能对周围环境更熟悉，增强信心。

培养主人翁意识

让宝宝学着做家务，可以使其意识到"有些事情可以自己完成"，逐渐形成小主人翁的意识和责任感。

先让宝宝准备一下

会走路或爬行并能听懂话

还不会走路的宝宝，不要急着让其学做家务，以免摔倒磕伤；如果宝宝爬得很利索，可以让其在听懂指令的情况下，做些简单的动作，比如告诉他："把玩具扔到筐里去！"

家长的念叨

家长在做家务时，尽量让宝宝看见，并且要将做家务的过程念叨给宝宝听。不要小看这念叨的过程，日积月累，宝宝会理解你在做什么，这为他以后做家务奠定了基础。

旭旭妈经验谈

家居设施最好改成宝宝的尺寸

在大概确定宝宝能做哪些家务时，最好将相应的设施都改成适合宝宝的尺寸，比如，适合宝宝的小号垃圾桶、小背包等。宝宝衣服、尿布、便盆应放在适当的地方，确保宝宝通过努力可以够得到。此外，还可以给家具贴上小图标，方便宝宝辨认。

大人放松宝宝疯玩的益智亲子游戏

分辨前后，培养空间方位感

关键能力培养

锻炼宝宝的空间方位感。

这样玩游戏

1. 爸爸妈妈（或者其他亲友）和宝宝一起来玩游戏。妈妈站在最前面，宝宝站在中间，爸爸站在最后面。
2. 妈妈问："宝宝，你的前面是谁？"引导宝宝回答"是妈妈"。爸爸再问宝宝："你的后面是谁？"引导宝宝回答"是爸爸"。
3. 爸爸和妈妈换一下位置，再问宝宝，看宝宝能否正确回答。

温馨提醒

为了锻炼宝宝的空间认知和想象能力，还可以时常改变宝宝经常走的路线。比如没有走过的街道，周围的景物全部都是新鲜的，能促进宝宝大脑发育。

向墙壁投球，锻炼宝宝身体控制能力

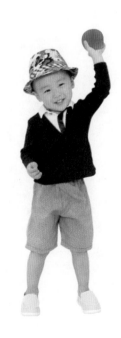

关键能力培养

通过这个游戏能训练宝宝手臂的力量和敏捷性，增进父母和宝宝间的亲子感情。

这样玩游戏

1. 爸爸或妈妈首先给宝宝做个示范。
2. 让宝宝使出全身力气往墙壁投出一球。
3. 然后再让宝宝跑去接反弹回来的球。
4. 虽然刚开始球会四处弹跳，但是经过多次练习后，宝宝就能够控制方向了。

温馨提醒

不要让宝宝的手臂使用过度，要安排适当的游戏时间。

问：我家宝宝最近一到晚上就咳嗽、流鼻涕，鼻子不通气，影响睡眠。喝了小儿化痰止咳颗粒都没见好转，该怎么办？

王大夫答：如果只是晚上咳嗽，而且伴有流涕、鼻塞症状，说明问题不是来自气管、支气管和肺部，应是鼻咽部。后半夜咳嗽应是鼻咽分泌物在平躺时倒流，刺激咽喉而引发咳嗽。应看耳鼻喉科，确定原因，对因治疗，仅服止咳药效果不会很明显。

问：宝宝意外咬下一小截吃蛋糕的小叉子，不算大，只是一小块，本来是想抠出来，但是没抠出来，不过后来看宝宝也没什么异常，请问我还应该注意什么？

王大夫答：如果怀疑宝宝误吞异物，只要物体不十分尖锐，宝宝也无异常表现，就等宝宝将异物随大便排出即可。你家宝宝吃进去的小塑料叉子，进入胃肠会被胃肠液包裹，不大会直接刺入胃肠壁，1~2 天即可被排出。但是如果怀疑宝宝误吞药物，一定要尽快用手抠其舌根，让宝宝呕吐，然后带着药瓶或药盒去医院检查。

问：宝宝马上 2 岁 7 个月了，不太爱跟小朋友玩，除非是他特别喜欢的个别宝宝他才愿意一起玩耍。请问正常吗？

王大夫答：有些宝宝在家里活动能力很强，但是由于平时户外活动较少，所以在不熟悉的环境中就会出现"自我防卫"意识较强的情况，以至于不容易和别的小朋友一起玩。平时带宝宝到公园或小区玩耍时，可以鼓励宝宝带上玩具主动找附近的小朋友玩。宝宝与小朋友玩耍时，家长尽量待在可以看到宝宝的地方，不要过多干预，给宝宝与小朋友充分玩耍的时间。家长还可以通过积极的暗示鼓励宝宝与小朋友合作，比如，妈妈可以告诉他："你们要一起搭成漂亮的小房子，我会给你们奖励哦！"，而不是说"谁的房子最漂亮就奖励谁！"。这样可以鼓励宝宝逐渐养成合作的习惯。

教你看懂 0~3 岁宝宝生长曲线

通过生长曲线能看出什么

生长曲线是医学专家们选定一群生长发育正常的宝宝，记录他们的生长数据，将数据经过科学分析处理后形成的线图。它可以帮助爸妈比较直观地了解宝宝的生长趋势。

生长曲线汇总了正常宝宝发育指标的平均值，通过对照生长曲线，可以知道宝宝跟其他同龄、同性别的宝宝相比处于什么水平，以及与宝宝上次体检相比，他的发育速度如何。

例如，你家的女宝宝4个月大了，在体重的生长曲线上对应着60%百分位，这说明了在所有4个月的女宝宝中，有60%的宝宝比你家宝宝轻，有40%比你家宝宝重。

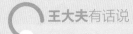

早产宝宝应用矫正年龄来看

在看生长曲线时，如果是早产宝宝，需要用矫正年龄来看，即以预产期（胎龄40周）为起点计算校正后的生理年龄。一般评价早产宝宝生长时应校正年龄至2岁。

需要关注生长曲线的哪些问题

曲线突然大幅波动	曲线长期处于低水平	曲线长期高于98th
尤其大幅偏离标准曲线时，应该去医院检查一下，是否有潜在的疾病隐患。	如较长时间处于3rd~10th甚至低于3rd，应向儿科医生咨询，看是生理或病理方面的原因。	应增加活动量，控制饮食。否则会增加成年后肥胖和患糖尿病等的概率。

关注宝宝的生长，既要评估生长水平，又要评估生长速度

将宝宝某一时刻的生长数据与生长曲线进行比较，找出宝宝所处的百分位是个体与群体之间的比较。但宝宝的成长是动态的，评价宝宝的生长，不是只观察某个

时间点，某（几）个测量数据，还应观察整体的发展趋势，看是否按照一定的速度和规律在发展。

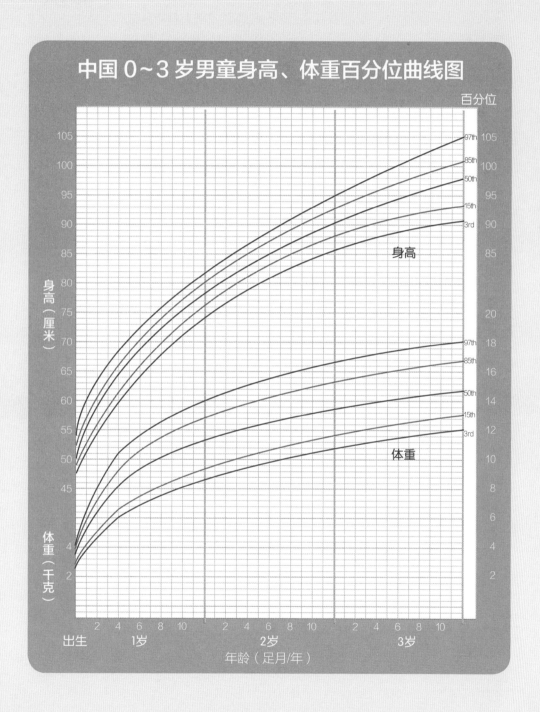

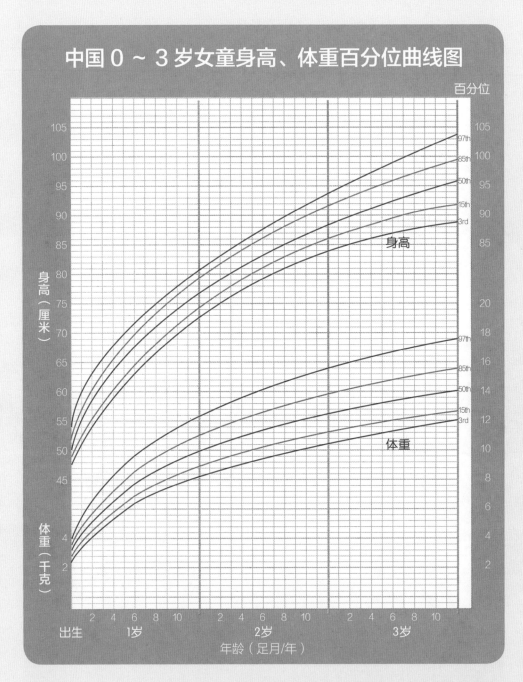

中国 0 ~ 3 岁女童身高、体重百分位曲线图

注：这两页为0~3岁男女宝宝的身高、体重发育曲线图。以男孩为例，该曲线图中对生长发育的评价采用的是百分位法。百分位法是将100个人的身高、体重按从小到大的顺序排列，图中3rd，15th，50th，85th，97th 分别表示的是第3百分位，第15百分位，第50百分位（中位数），第85百分位，第97百分位。排位在85th~97th的为上等，50th~85th的为中上等，15th~50th 的为中等，3th~15th的为中下等，3rd以下为下等，属矮小。